천
연
약

Tennen Okusuri

© Gakken Plus 2016
First published in Japan 2016 by Gakken Plus Co., Ltd., Tokyo
Korean translation rights arranged with Gakken Plus Co., Ltd.
through Tony International

이 책의 한국어판 출판권은 토니 인터내셔널을 통해
Gakken Plus Co., Ltd.와의 독점 계약으로 "한문화멀티미디어"에 있습니다.
저작권법에 따라 한국 내에서 보호를 받는 저작물이므로 무단 전재와 무단 복제를 금합니다.

천연약

뿌리, 잎, 꽃, 열매로
내 몸을 바꾸는 자연 건강법

이케다 아키코, 학연플러스 편집부 지음
김은혜 옮김

한문화

식물의 힘으로 몸과 마음을 돌보다

하루 24시간은 누구에게나 똑같이 주어지지만 컨디션이 좋고 나쁨에 따라 생활의 질은 크게 달라집니다. 활기찬 일상을 보내기 위해서는 무엇보다 컨디션 조절이 중요한데 우리 주변을 둘러싸고 있는 환경은 해를 거듭할수록 악화되고 있습니다. 바쁘게 돌아가는 업무나 인간관계에 대한 고민부터 대기오염이나 식품첨가물에 이르기까지 많은 요인들로 인해 우리 몸은 비명을 지르고 있습니다.

우리의 몸 상태를 조절하는 데 식물을 사용해온 역사는 태초까지 거슬러 올라갈 정도로 오래되었습니다. 최근에는 이러한 식물의 효능이 조금씩이지만 과학적으로 증명되고 있습니다. 피토케미컬phytochemicals(식물화학물질)이라 불리는 식물의 유효 성분은 이동할 수 없는 식물이 외부의 적(각종 미생물, 해충 등)으로부터 자신의 몸을 지키기 위해 만들어내는 물질로, 사람이 섭취해도 같은 효능을 얻을 수 있다는 사실이 밝혀졌습니다.

광합성을 통해 식물이 만들어내는 포도당은 모든 동물의 에너지원이 될 뿐만 아니라, 피토케미컬 섭취를 통해 우리 몸의 컨디션을 조절한다는 사실은 인간이 본능적으로 식물을 탐하는 이유이기도 합니다.

특히 자연의 흐름에 역행하는 생활을 하는 현대인이 식물을 다양한 형태로 섭취할 수 있게 되면서 조금이나마 자연과 가까워졌습니다. 먹고, 마시고, 바르는 것처럼 일상생활 속에서 오감을 사용해 식물과 교감하는 일은 크게 어렵지 않습니다.

식물은 우리 자신의 몸과 마주할 계기를 만들어줍니다. 이 책에서 식물의 성분에 대해 설명하지만 머리로 이해할 필요는 없습니다. 우선 식물을 섭취하고, 느끼고, 즐기는 것부터 시작해보세요. 당신의 몸이 식물의 위로를 원한다는 사실을 깨닫게 되면 몸도 마음도 건강하게 바뀌어 간다는 것을 실감하게 될 테니까요.

이케다 아키코

들어가며

chapter 1 감기 · 알레르기

chapter 2 피로 · 두통

chapter 3 마음의 병

chapter 4 위장 질환

chapter 5 여성 질환

chapter 6 안티에이징

chapter 7 미용

식물의 힘은 무한하다

식물은 대지의 힘과 태양의 빛을 이용해 인간의 생명을 유지시키는 다양한 영양소를
만들어낸다.

식물이 지닌 일곱 가지 힘

동물은 이동을 통해 다른 동물이나 식물에게서 필요한 영양분을 얻으며
살아가는 종속영양생물이다. 반면 대지에 뿌리를 내리고 있는 식물은 필
요한 영양분을 다른 동물이나 식물에 의존하지 않고 스스로 합성할 수 있
는 독립영양생물이다.

식물의 뿌리는 대지로부터 물과 무기질을 흡수하고, 잎에서는 광합성
작용을 통해 이산화탄소와 물을 포도당(글루코오스)으로 바꾸고, 더 나아
가 탄수화물과 지방질을 생성한다. 식물은 사람이 살아가는 데에 꼭 필요
한 비타민 외에도 제6의 영양소라 불리는 식이섬유, 제7의 영양소로 최근
주목을 받고 있는 피토케미컬 성분도 만든다.

특히 피토케미컬 성분은 녹차에 함유된 카테킨, 대두의 이소플라본, 토
마토의 리코펜, 당근에 풍부한 카로틴 등 종류가 다양하다. 이러한 성분이
우리의 건강관리나 미용에 큰 힘이 되고 있다.

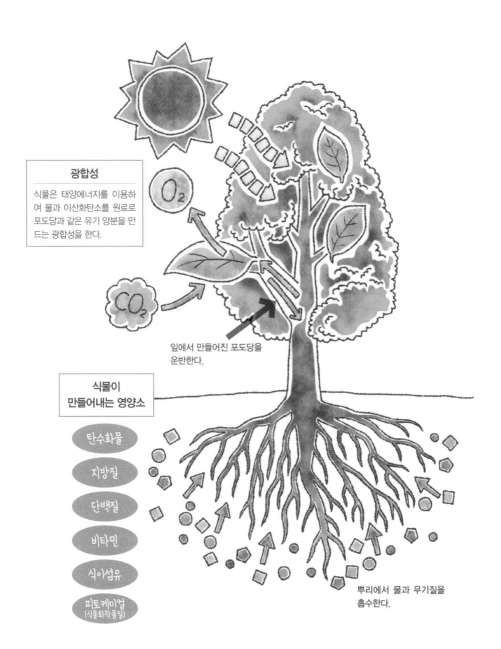

광합성

식물은 태양에너지를 이용하여 물과 이산화탄소를 원료로 포도당과 같은 유기 양분을 만드는 광합성을 한다.

O_2

CO_2

잎에서 만들어진 포도당을 운반한다.

식물이 만들어내는 영양소

탄수화물

지방질

단백질

비타민

식이섬유

피토케미컬 (식물화학물질)

뿌리에서 물과 무기질을 흡수한다.

인간에게 유용한 식물의 효능

식물의 힘은 스스로를 지키기 위해 지니고 있는 뛰어난 기능에서 나온다. 자외선이나 벌레, 세균으로부터 스스로를 지키고 보호하기 위한 기능들이 우리의 건강과 미용에도 도움을 준다.

세포의 노화를 방지하는 **항산화 작용**

우리는 생명을 유지하기 위해 외부로부터 섭취하는 영양소와 공기 중의 산소를 몸속에서 결합시켜 에너지를 만든다. 에너지를 만드는 과정에서 산소의 일부가 산화력이 강한 활성산소로 변한다.

활성산소는 매우 불안정한 상태의 산소로 소량의 활성산소는 체내에 침투한 세균이나 바이러스를 제거하지만 양이 많아지면 세포를 공격하여 손상을 입힌다. 즉 체내에서 산화를 일으킨다.

자외선에 과도하게 노출되면 대량의 활성산소가 만들어지는데 움직일 수 없는 식물은 자외선을 피할 수 없다. 그래서 산화를 억제하는 '항산화 물질'을 만든다. 식물이 만들어내는 피토케미컬과 비타민이 '항산화 작용'을 하기 때문에 식물은 스스로를 지킬 수 있고, 우리는 그 식물을 섭취함으로써 같은 효과를 얻는다.

외부의 적으로부터 스스로를 보호하는 **항균 · 항바이러스 작용**

움직이지 못하는 식물은 가시를 세우거나 벌레가 싫어하는 휘발성 향을

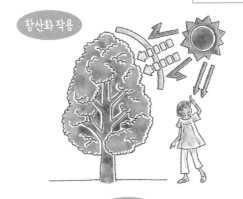

식물의 효능

항산화 작용

식물이 자외선으로부터 스스로를 지키는 기능인 '항산화 작용'을 통해 노화 방지 효과를 얻는다.

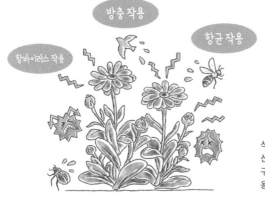

방충 작용

항균 작용

항바이러스 작용

식물은 벌레나 세균 등 외부의 적으로부터 자신을 지키는 구조를 지니고 있다. 우리는 이 구조를 '항균, 방충, 항바이러스' 작용으로 활용한다.

뿌리고, 초식동물에게 잡아먹히지 않기 위해 쓴맛이나 떫은맛, 더 나아가서는 독성분으로 자신을 지킨다.

특히 향을 뿌리는 휘발성 성분은 적절한 양과 사용법을 이용하면 항균, 항바이러스, 방충 작용을 하도록 활용할 수 있다.

예를 들어, 실내 공기를 정화하거나 감기를 예방하거나 알레르기에 의한 염증을 완화시키는 데 효과적이다. 그 외에도 식물이 함유한 여러 성분들이 상호작용을 일으켜 생리적, 심리적으로 심신의 다양한 증상을 치유하는 데 도움이 된다.

식물을 섭취하는 7가지 방법

식물에 함유된 여러 가지 유효 성분을 섭취해 몸과 마음의 상태를 조절할 수 있는 다양한 방법이 있다. 이 책에서는 7가지 방법을 소개한다.

---

1. 마시기
허브티나 팅크처 등으로 언제나 수분을 보충한다

평상시 티타임에 허브티를 더하면 건강하고 즐겁게 다양한 성분을 섭취할 수 있다. 허브티는 '향'을 즐기는 효과도 얻을 수 있다. '팅크처'는 물이나 허브티에 섞어 마신다. 채소나 과일은 주스로 만들어 자주 섭취하도록 한다.

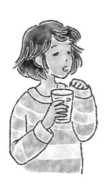

팅크처를 만들어두면(▶p.29)
언제든지 간편하게 섭취할 수 있다.

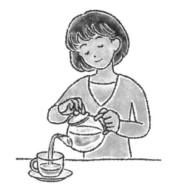

식사나 티타임 때 허브티를 마시는
습관으로 매일매일 건강을 지키자.

2. 먹기
식단을 생각하며 골고루 섭취한다

조상들은 예로부터 우리 주위에 있는 식물들이 심신의 다양한 증상을 개선한다는 사실을 알고 있었다. 그래서 식물을 다양한 식재료로 활용해왔다.

평상시 식사할 때는 생으로 먹거나, 국이나 수프로 끓여 먹는다. 허브를 술이나 오일 또는 식초 등에 절이거나, 천일염을 섞어 허브소금으로 만들기도 하고, 버터에 섞어 허브버터를 만들면 조미료로 간편하게 사용할 수 있다.

그 외에도 잼으로 만들거나 과일청을 담가두면 몸과 마음을 산뜻하게 깨워주는 디저트로 변신한다.

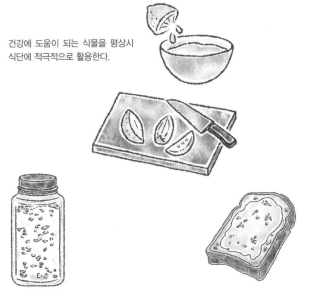

건강에 도움이 되는 식물을 평상시 식단에 적극적으로 활용한다.

평소 요리에 사용하는 소금을 천일염을 활용한 허브소금으로 바꾼다.

허브버터가 있으면 바쁜 아침에 매우 편리하다.

3. 향 즐기기
집에서든 밖에서든 향기를 생활의 일부로 만든다

우리의 몸과 마음은 '향기'에 민감하게 반응한다. 예를 들어 향을 맡으며 휴식을 취하기도 하고 그리운 추억을 떠올리기도 한다. 이러한 사실을 알았던 조상들은 예로부터 종교의식이나 질병 치료 등 다양한 형태로 '향기'를 활용해왔다.

일상생활에서 '향기'를 즐기는 방법으로는 아로마 디퓨저(방향제)를 사용하는 방법이 가장 널리 알려져 있다. 에센셜 오일(21쪽 참조)을 손수건에 살짝 뿌리기만 해도 손쉽게 향을 즐길 수 있다. 최근에는 아로마 펜던트나 향주머니가 출시되면서 언제 어디서나 간편하게 들고 다니며 향기를 즐길 수 있게 되었다.

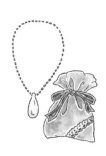

휴대용

아로마 펜던트나 향주머니를 사용하면 좋아하는 향기를 간편하게 휴대할 수 있다.

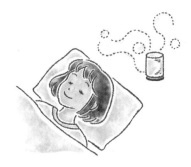

수면에 이용

아로마 펜던트나 아로마 스톤을 이용하면 기분 좋은 수면을 유도할 수 있다.

실내에서 반려동물을 키우는 경우
동물마다 피하고 싶은 향기가 있다. 실내에서 반려동물을 키우는 가정에서는 충분한 주의가 필요하다.

4. 목욕하기

전신욕, 족욕, 수욕手浴 등 목욕에 식물을 활용한다

목욕으로 몸을 따뜻하게 만들면 혈액순환이 원활해지고 땀 배출이 촉진되어 몸과 마음이 편안해진다.

　일본 전통의 유자탕, 창포탕, 히노키탕 등은 오래 전부터 건강에 좋다고 해서 즐겨 하던 온천욕이다. 세계 3대 미녀 중 한 명인 클레오파트라는 장미 꽃잎을 욕조에 띄워 향을 즐기며 아름다움을 유지해왔다고 전해진다.

　욕조에 에센셜 오일을 뿌리기만 해도 아로마 입욕제가 된다. 에센셜 오일 이외에도 알코올을 이용하여 허브 성분을 추출하는 팅크처를 욕조에 넣는 방법도 있다.

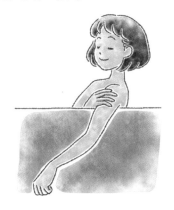

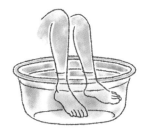

전신욕, 반신욕

느긋하게 피로를 풀고 싶을 때는 미지근한 물을, 기분전환을 하고 싶을 때는 뜨거운 물을 추천한다.

족욕, 수욕

전신욕뿐만 아니라 족욕이나 수욕도 효과적이다. 좋아하는 에센셜 오일이나 허브를 넣으면 몸과 마음이 편안해진다.

5. 바르기
마사지로 피부를 통해 몸속 깊이까지

오래 전부터 상처나 화상, 습진 등 피부 트러블에 식물을 다양한 방법으로 사용했다. 요즘은 에센셜 오일을 캐리어 오일(23쪽 참조)에 희석시켜 사용하는 아로마 트리트먼트도 누구나 쉽게 사용할 수 있다.

에센셜 오일을 피부에 흡수시키면 근육을 이완하거나 노폐물을 배출하는 등 몸속까지 작용한다. 두피 마사지는 머릿결 개선, 탈모 방지 등 모발 관리에 효과적이다. 또한 캐리어 오일, 인퓨즈드 오일(28쪽 참조)은 피부 트러블 완화를 위해 사용하기도 한다.

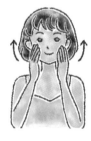

얼굴 관리

햇볕에 타거나 여드름, 염증 완화, 보습 등 피부 미용에 탁월하다.

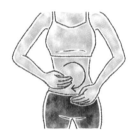

위장 활동

복부 마사지로 위장 활동을 돕는다.

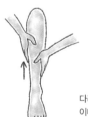

근육 피로, 부종

다리 마사지는 근육 피로나 부종에 효과적이다.

6. 찜질·팩하기

찜질의 경우, 식물의 유효 성분을 추출한 따뜻한 허브티(25쪽 참조)에 적셨다가 짜낸 수건을 증상 부위에 갖다 댄다. 뭉친 근육을 풀거나 피부 트러블을 개선하는 데 효과적이다. 플로럴 워터(22쪽 참조)를 이용한 팩은 기미와 주름 예방, 피부 보습 등 피부 미용에 탁월하다.

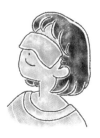

피로한 눈 관리

눈이 피로할 때는 라벤더티를, 꽃가루 알레르기가 심해 눈물이 날 때는 장미티를 활용한 찜질이 좋다.

 ## 7. 가글하기

허브티나 팅크처를 이용해 가글하면 감기나 입 냄새 예방에 도움이 된다.

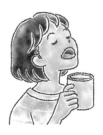

가글에 활용

팅크처를 만들어두면 차가운 물이나 따뜻한 물에 섞어 간편하게 헹굴 수 있다.

다양한 형태로 식물 섭취하기

식물은 우리들이 평소에 접하는 원래의 형태로만 존재하지 않는다. 에센셜 오일 등 간편하게 활용할 수 있는 여러 가지 형태가 있다. 그 중에서 여덟 가지 형태의 활용법을 소개한다.

우리는 오랜 시간 동안 일상생활 속에서 식물을 다양한 형태로 활용해왔다. 이 책에서는 식물의 다양한 형태 중에서 자주 사용되는 '생으로, 에센셜 오일, 플로럴 워터, 캐리어 오일, 아로마 트리트먼트 오일, 허브티, 인퓨즈드 오일, 팅크처'라는 여덟 가지 형태로 나누어 소개하려고 한다.

여러 차례 시험해서 자신에게 맞는 형태를 찾은 후, 건강과 아름다움을 유지하는 데 잘 활용해보자.

1. 평소 식단에 활용할 때는 **생으로**

채소나 과일, 허브(생 것, 말린 것)를 생으로 먹거나, 국이나 수프로 끓여 먹거나, 조리해서 먹는 방법이 있다. 미용과 건강에 도움을 준다.

유자탕이나 허브탕처럼 식물을 통째로 욕조에 넣어 입욕제로 활용하는 방법도 있다.

뿌리채소나 과일은 껍질에 유효 성분이 풍부하게 함유되어 있으므로 껍질까지 사용하는 것이 좋다. 단, 농약이나 제초제 등을 주의해서 선택하고, 잘 씻어서 사용한다.

2. 식물의 향기를 응축한 **에센셜 오일**

에센셜 오일essential oil은 식물에서 추출한 방향 물질로 방향유芳香油, 정유精油라고도 부른다. 대량의 식물에서 소량밖에 얻지 못하는 매우 귀한 물질로, 우리의 몸과 마음에 좋은 영향을 미치는 피토케미컬 성분을 함유하고 있다.

에센셜 오일을 추출하는 방법은 식물의 특성에 따라 수증기 증류법, 압착법, 용매 추출법으로 크게 세 가지가 있다. 수증기 증류법은 열을 가해서 수증기로 추출한 후에 냉각수로 식혀서 응축하는 방법이다. 압착법은 냉압을 이용해서 짜내고, 용매 추출법은 화학약품을 사용하여 추출한다.

에센셜 오일의 활용법으로는 향을 즐기는 아로마 테라피, 따뜻하게 데운 욕조에 몇 방울 떨어뜨리는 아로마 바스, 캐리어 오일에 희석하여 트리트먼트 오일로 사용하는 등 다양한 방법이 있다.

에센셜 오일을 사용할 때 주의할 점

- 피부에 직접 바르지 않는다.
  피부에 바를 때는 반드시 캐리어 오일에 희석하여 사용한다.
- 자외선에 의한 피부 트러블에 주의한다.
  자외선에 의해 피부 트러블이 생길 수 있는 에센셜 오일(감귤계 등)을 피부에 사용한 직후에는 직사광선을 피한다.
- 임산부는 의사나 전문가와 상담한 후에 사용한다.
- 영유아에게는 사용하지 않는다.
- 원액을 마시거나 눈에 넣지 않는다.
- 고령자, 병력이 있는 사람, 알레르기 질환이 있는 사람은 의사의 상담이 필요하다.
- 화기에 주의한다.
  화기가 있는 장소에서 사용하거나 보관하지 않는다.
- 개봉 후에는 반드시 뚜껑을 닫아 서늘하고 그늘진 장소에 보관하며, 1년(감귤계는 6개월)이내에 사용한다.
- 아이들의 손이 닿지 않는 곳에 보관한다.
  반려동물에게도 주의한다.

3. 에센셜 오일의 부산물인 **플로럴 워터**

플로럴 워터floral water는 수증기 증류법으로 식물의 잎과 꽃에서 에센셜 오일을 추출하는 과정에서 생기는 부산물로 허브 워터라고도 불린다. 고대 로마인은 장미에서 추출한 플로럴 워터를 즐겼다고 한다.

식물의 방향 성분이 소량 녹아 있는 물이기 때문에 에센셜 오일과 달리 희석하지 않고 원액 그대로 사용한다. 화장수로 화장솜에 적셔 평상시 스킨로션이나 팩으로 사용하거나 스프레이 용기에 담아 룸 스프레이나 섬유 향수로 이용하는 등 다양한 활용 방법이 있다.

인기 있는 플로럴 워터의 효능

- **로즈 워터**
  클레오파트라 등 세계적인 미녀들에게 사랑받았다. 마음을 안정시키고, 안티에이징 효과가 뛰어나다.
- **네롤리 워터**
  '네롤리neroli'란 비터 오렌지 꽃에서 추출한 에센셜 오일로 네롤리 에센셜 오일의 부산물이 네롤리 워터다. '천연 신경안정제'라 불릴 정도로 마음을 안정시키는 효과가 뛰어나다.
- **라벤더 워터**
  라벤더는 항염, 진통에 효과가 있으며 햇볕에 탄 피부를 진정시키는 데도 탁월하다.
- **저먼 캐모마일 워터**
  알레르기성 습진, 여드름 등의 증상을 완화시키는 데 자주 사용한다.

4. 에센셜 오일 성분을 몸속으로 운반해주는 **캐리어 오일**

에센셜 오일로 아로마 트리트먼트 오일을 만들 때 희석시키는 식물유植物油에는 호호바 오일, 스위트 아몬드 오일 등 다양한 종류의 오일이 있다. '캐리어carrier'는 '운반하다'라는 뜻으로, 에센셜 오일의 성분을 피부 속으로 전달해 잘 흡수시키는 역할을 하기 때문에 '캐리어 오일carrier oil'이라는 이름이 붙여졌다. '베이스 오일base oil'이라고도 불린다.

식물이 원료인 캐리어 오일은 그 자체에 다양한 효능이 함유되어 있어 원액 그대로 피부에 바르기도 한다. '식물유'라고는 하지만 여기서 말하는 오일은 '식용유'와 다르다. 허브 숍이나 아로마 숍 등의 전문점에서 판매하는 오일을 사용하길 바란다.

사용하기 좋은 캐리어 오일

- **호호바 오일**
  매끈한 사용감. 항염증 작용과 피지 분비를 조절하는 데 탁월한 효과가 있어 지성 피부, 건성 피부 모두에게 추천한다.
- **스위트 아몬드 오일**
  피부에 부드럽게 발린다. 항염증 작용, 보습 작용, 피부연화 작용을 한다. 민감한 피부에도 사용하기 좋다.
- **카멜리아 오일(동백 오일)**
  자외선으로부터 두피와 피부를 보호하며, 흰머리나 탈모 예방 등 모발 관리에 이용하는 경우가 많다.
- **마카데미아너트 오일**
  매끈한 사용감. 사람의 피지 성분에 가까워 노화에 의한 피지 감소를 보완하는 데 효과적이다.
- **세서미 오일(참깨 오일)**
  항산화, 디톡스로 안티에이징과 모발 관리에 적합한 오일이다.

5. 몸을 아름답게 가꿔주는 **트리트먼트 오일**

에센셜 오일을 캐리어 오일에 희석한 것이 트리트먼트 오일treatment oil이다. 에센셜 오일의 종류와 캐리어 오일의 조합에 따라 다양하게 블렌딩할 수 있다.

트리트먼트 오일은 피부를 관리할 때 주로 사용한다. 활용 방법은 우선 아로마 트리트먼트 오일을 1티스푼 정도 손바닥에 덜어낸 다음 체온으로 따뜻하게 데운다. 어깨나 종아리 등 관리가 필요한 부위를 림프의 흐름에 따라 몸 끝에서 중심부를 향해 쓰다듬듯 부드럽게 바르거나 마사지한다. 혈액순환을 촉진하고 뭉친 근육을 풀어주는 데 효과적이다.

아로마 트리트먼트 오일 만들기

① 캐리어 오일을 준비한다.
캐리어 오일을 비커 등의 용기에 담는다.

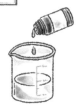

② 에센셜 오일을 적당량 넣는다.
①에 에센셜 오일을 넣어 희석한다.

③ 완성! 보관하기
갈색 유리병에 옮겨 담은 후 직사광선이 닿지 않는 서늘한 곳에 보관한다. 1~2개월 이내에 사용한다.

• 에센셜 오일의 농도에 대해
에센셜 오일을 캐리어 오일에 넣을 때 바디용은 1% 이하, 얼굴용은 0.5% 이하를 기준(에센셜 오일의 한 방울은 0.05ml)으로 한다. 예를 들면 바디용은 20ml의 캐리어 오일에 에센셜 오일은 4방울(0.2ml) 이하이고, 얼굴용은 에센셜 오일 2방울(0.1ml) 이하가 된다.

6. 몸 안팎을 건강하게 관리하는 **허브티**

뜨거운 물에 허브를 넣어 식물 성분을 추출한 것을 허브티herbal tea라고 한다. 주로 식물의 수용성 성분을 얻는다. 뜨거운 물로 성분을 추출할 때는 휘발성 성분이 날아가지 않도록 뜨거운 물을 붓자마자 바로 뚜껑을 닫는다. 더운 계절에는 차갑게 식혀 아이스 허브티를 즐기기도 한다.

뜨거운 물로 추출하는 방법 외에 상온수로 오랜 시간에 걸쳐 추출하는 방법도 있다. '콜드브루cold brew 허브티'라 부르며, 마테차처럼 카페인 추출량을 억제하고 싶을 때 이용한다.

허브티는 마시는 것뿐만 아니라 진하게 추출하여 입욕제로 사용하거나 수건에 적셔 찜질에 활용할 수도 있다.

허브티 마시는 요령

• **하루에 3잔 정도, 시간 간격을 두고 마신다.**
허브티 성분은 체내에서 일정 시간 작용한 이후 체외로 배출된다. 시간 간격을 두고 마시면 체내에 성분을 유지시키는 시간을 늘릴 수 있다.

• **천천히 향을 즐기며 마신다.**
향기를 음미하면서 마시면 후각을 통해 뇌를 활성화한다.

• **증상에 맞춰 마신다.**
일반적으로 매 식사 후에 마실 것을 추천하지만, 증상에 따라 취침 전이나 식사 전에 마셔도 좋다. 취침 전에 마실 때는 30분 전이 적당하다.

허브티를 맛있게 내리는 비결

찻주전자에 허브를 넣고 뜨거운 물을 붓기만 해도 허브티가 완성되지만, 유효 성분을 풍부하게 추출하는 방식이 있다. 향을 즐기면서 더 맛있게 마셔보자.

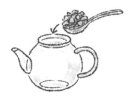

① 허브와 뜨거운 물을 넣는다.
따뜻하게 데운 찻주전자에 티스푼으로 허브 1스푼을 넣고 뜨거운 물을 부은 후 뚜껑을 덮는다.

② 성분을 추출한다.
꽃이나 잎처럼 부드러운 허브는 3분, 딱딱한 열매나 뿌리는 5~10분 정도 추출한다.

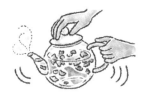

③ 농도를 고르게 한다.
찻주전자를 들고 천천히 돌리듯 흔들면서 농도를 고르게 한다.

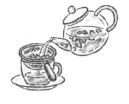

④ 찻잔에 따른다.
찻잎을 거르는 망을 사용해 찻잔에 마지막 한 방울까지 따른다. 마지막 한 방울에 진한 성분이 함유되어 있다.

---

point

티백의 경우
찻잔에 뜨거운 물을 붓고 잔을 데운다. 따뜻하게 데워지면 물을 버리고, 뜨거운 물을 한 번 더 붓는다. 티백을 넣고 뚜껑(접시나 비닐 랩을 대신해도 좋다)을 덮은 후 3~5분간 추출한다.

콜드브루 허브티 내리기
① 뚜껑이 있는 용기에 말린 허브를 넣고 천천히 물을 붓고 스푼으로 젓는다.
② 용기의 뚜껑을 덮고, 상온에서 5~7시간 둔다.
③ 차 거름망으로 허브를 거른 후 마신다.

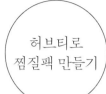

허브티로 찜질팩 만들기

진하게 우려낸 허브티를 손수건이나 수건에 적셔 찜질팩을 만들어 보자. 충혈, 피부 염증, 관절통 완화에 효과적이다. 증상에 따라 차갑게 식혀서 사용하기도 한다.

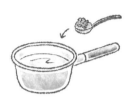

① 성분을 추출한다.
냄비에 물을 넣고 끓인다. 불을 끄고 말린 허브를 넣은 뒤, 뚜껑을 덮은 채 5~10분 정도 우려내면 진한 성분이 추출된다.

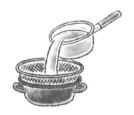

② 허브를 거른다.
볼이나 세면대에 소쿠리나 체를 받쳐 허브를 거르면 진하게 우러난 허브티가 완성된다.

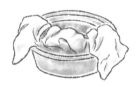

③ 수건을 적신다.
손수건이나 수건의 양쪽 끝을 잡고 허브티에 적신다. 허브티가 흐르지 않을 정도로 가볍게 짠다.

---

point

• 냉 찜질하기
피부가 벌겋게 익었을 때는 진하게 우려낸 허브티를 차갑게 식혔다가 수건에 적셔 냉찜질로 사용한다.

• 보습 효과 높이기
따뜻한 찜질을 할 때는 찜질 수건 위를 마른 수건이나 비닐 랩으로 감싸면 열이 오랫동안 지속된다.

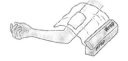

7. 캐리어 오일에 허브를 담근 **인퓨즈드 오일**

허브를 캐리어 오일에 담가 지용성 성분을 추출한 오일을 '인퓨즈드 오일 infused oil'이라 부른다. 허브 오일이라고도 한다. 인퓨즈드 오일은 상온에서 만드는 '냉침법'과 열을 가해서 만드는 '온침법'이 있다. 이 책에서는 '냉침법'을 소개하겠다. 사용하는 캐리어 오일은 잘 산화되지 않는 오일을 선택한다. 마카데미아 너트 오일이나 올리브 오일을 추천한다.

인퓨즈드 오일은 습진, 거칠어진 피부, 피부 염증에 사용하면 좋다. 피부나 머릿결을 관리하는 데도 추천한다. 캐리어 오일은 식용이 아닌 피부용을 사용한다.

인퓨즈드 오일 만들기

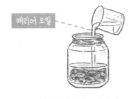

① 캐리어 오일에 허브를 담근다.
밀폐 유리용기에 말린 허브를 용기의 1/3 정도 넣고, 용기의 80% 정도까지 캐리어 오일을 붓는다.

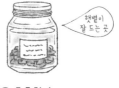

② 성분을 추출한다.
반드시 뚜껑을 닫은 후 가볍게 흔들어준다. 용기에 생성일자를 기록한 라벨을 붙인 후, 햇볕이 잘 드는 장소에서 2~4주 정도 보관하며 성분을 추출한다.

③ 오일만 분리한다.
거즈를 이용해서 짠다.

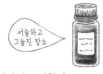

④ 완성해서 보관한다.
완성한 인퓨즈드 오일을 갈색 유리병에 담는다. 용기에 완성일자를 기록한 라벨을 붙인다.

• 보관 방법
갈색 유리병에 담아 서늘하고 그늘진 장소에 보관한다. 1~2개월 이내에 사용한다. 물이나 균이 섞이지 않도록 주의한다.

8. 알코올에 허브를 담근 **틴크처**

알코올 또는 물과 알코올의 혼합액에서 허브의 유효 성분을 추출한 물질을 '틴크처tincture'라고 한다. 알코올은 보드카나 소주 같은 증류주를 추천한다. 허브의 수용성, 지용성 성분을 모두 섭취할 수 있다.

틴크처는 따뜻한 물이나 찬물에 소량을 타서 마시는 방법 외에도 허브티에 넣어 마실 수 있다. 욕조에 넣어 사용해도 된다. 농도에 따라 차이가 있지만, 알코올 자체에 살균 효과가 있어 비교적 장기간 보관이 가능하다.

틴크처 만들기

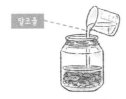

① 알코올에 허브를 담근다.
밀폐 유리용기에 말린 허브를 용기의 1/3 정도 넣고, 용기의 80% 정도까지 보드카나 소주 같은 증류주를 부은 후 잘 섞는다.

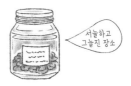

② 성분을 추출한다.
반드시 뚜껑을 닫은 후 가볍게 흔들어준다. 용기에 생성일자를 기록한 라벨을 붙인 후, 서늘하고 그늘진 장소에서 2~4주 정도 보관하며 성분을 추출한다.

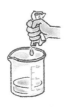

③ 액체만 분리한다.
추출 후, 거즈를 이용해서 짠다.

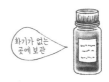

④ 완성해서 보관한다.
완성한 틴크처를 갈색 유리병에 담는다. 용기에 완성일자를 기록한 라벨을 붙인다.

• 보관 방법
갈색 유리병에 담아 화기가 없는 장소에서 보관한다. 약 1년 이내에 사용하도록 한다. 어린이가 마시는 일이 없도록 주의한다.

이 책의 활용법

몸에 여러 가지 증상이 발생했을 때 어떤 식재료나 식물을 활용하면 좋은지, 평소에 어떻게 섭취하면 좋은지를 한눈에 알 수 있다.

① 몸 상태
궁금한 증상을 확인한다.

② 식물 이름
나타난 증상에 추천하는
식물과 그에 대한 설명이다.

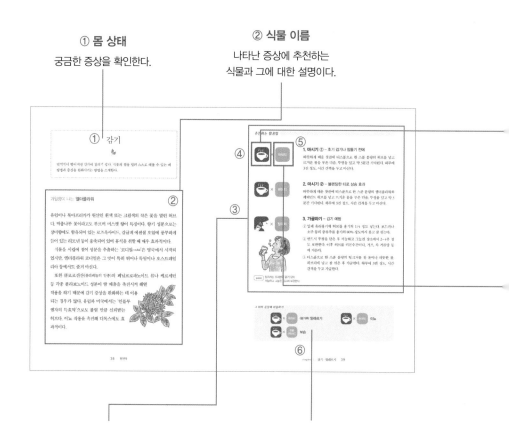

③ 추천하는 활용법
①의 상태에서 ②를 사용할 때
추천하는 활용 방법이다.

⑥ 그 외의 증상에 이용법
추천하는 식물이 그 외에 어떤 증상에서
활용할 수 있는지, 어떻게 사용해야 하는지를
소개한다. 다른 페이지를 참고해야 할 경우,
해당 페이지 번호가 표시되어 있다.

④ 섭취 방법 아이콘

7가지 아이콘을 사용해 식물의 섭취 방법을 소개한다.

마시기
허브티나 팅크처로
마신다.

먹기
식물을 생으로 혹은
조리해서 먹는다.

향 즐기기
에센셜 오일이나 플로럴
워터의 향을 즐긴다.

목욕하기
따뜻한 물에 에센셜
오일이나 허브티를
넣어 목욕한다.

바르기
아로마 트리트먼트
오일이나 인퓨즈드
오일을 바른다.

찜질 · 팩하기
허브티를 적셔
찜질이나 팩을 한다.

가글하기
허브티나 팅크처로
가글한다.

④의 아이콘과 ⑤의 아이콘을 조합하여 식물을 어떻게 사용할 것인지 소개한다.

⑤ 식물의 형태 아이콘

9가지 아이콘을 사용해 우리 몸에 섭취하는 식물의 형태를 소개한다.

생으로
재료 그대로 또는
조리해서 섭취한다.

에센셜
오일
향기를 즐기거나
입욕제로 사용한다.

플로럴
워터
로션팩이나
스프레이로 만들어
사용한다.

캐리어
오일
피부나 머리카락에
발라서 사용한다.

아로마
트리트먼트
오일
피부나 머리카락에
발라서 사용한다.

허브티
마시거나 조리에
사용한다.

진한
허브티
찜질하거나 가글,
입욕제로 사용한다.

인퓨즈드
오일
관리가 필요한
부위에 바른다.

팅크처
마시거나 욕조에
넣어 즐긴다.

본문에서 소개하는 식물의 섭취 방법과 활용법을 정리한 일람표다. 잘못 사용할 경우 건강을 해칠 수 있으므로 주의해서 사용한다.

식물 형태 \ 섭취 방법	마시기	먹기	향 즐기기	목욕하기	바르기	찜질·팩하기	가글하기
생으로	○	○	◌	○	◌	◌	–
에센셜 오일	–	–	○	○	–	◌ ※1	–
플로럴 워터	◌ ※2	◌ ※2	○	◌	◌	○	◌ ※2
캐리어 오일	–	–	◌	◌	○	◌	–
아로마 트리트먼트 오일	–	–	○	◌	○	◌	–
허브티	○	◌	○	◌	◌	◌	◌
진한 허브티	○	○	○	○	◌	○	○
인퓨즈드 오일	–	–	○	◌	○	◌	–
팅크처	○	◌	◌	○	◌ ※3	◌ ※3	○

○ 본문에서 소개하는 이용 방법이다.
◌ 본문에는 소개되어 있지 않지만, 사용 가능하다.
– 추천하지 않는 사용법이다.

※1 : 차가운 물이나 따뜻한 물에 희석해서 사용 가능
※2 : 식용으로 판매하는 것을 사용할 것
※3 : 알코올 자극에 주의

식물 섭취를 도와주는 도구

20~29쪽에서 소개한 식물의 여덟 가지 형태는 우리 주변에 흔히 볼 수 있는 도구를 사용해서 섭취할 수 있다. 몇 가지 도구를 소개한다.

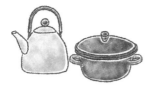

주전자 · 냄비
허브티나 찜질팩을 만들 때 편리하다.

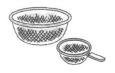

채반 · 차 거름망
허브티나 찜질팩을 만들 때 허브를 거르는 데 사용한다. 그물코가 좁을수록 편리하다.

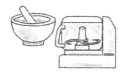

절구 · 푸드 프로세서
씨앗이나 열매 등 딱딱한 허브를 갈 때 편리하다.

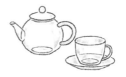

찻주전자 · 찻잔 · 티스푼
허브티를 만들 때 사용한다.

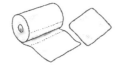

키친타월 · 거즈
팅크처나 인퓨즈드 오일을 만들 때 오일이나 알코올 등에 담근 허브에서 추출한 원액을 짤 때 사용한다.

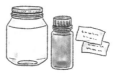

뚜껑 있는 유리병 · 갈색 유리병 · 라벨지
팅크처나 인퓨즈드 오일을 만들 때는 밀폐할 수 있게 뚜껑 있는 유리병을, 보관할 때는 햇볕을 차단하는 갈색 유리병을 사용한다. 각각의 병에 생성일자나 보존일자를 표시한다.

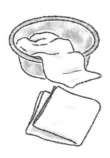

대야 · 손수건이나 수건
족욕, 수욕, 아로마 테라피를 즐기거나 찜질
할 때 사용한다.

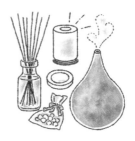

아로마 디퓨저
방향제로 리드 디퓨저, 아로마 램프, 아로마
스팀, 아로마 스톤 등이 있다. 좋아하는 향
기를 휴대해서 다니거나 방 안에 향을 피울
때 사용한다.

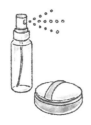

스프레이 용기 · 파우더 용기
에센셜 오일이나 플로럴 워터를 스프레이나 바디 파우더에
넣어 활용할 때 사용한다.

식물을 이용할 때 주의할 점

식물 중에는 자극이 강한 것들도 있다. 보다 안전하게 사용하기 위해 다음 사항을 주의한다.

의사, 전문가의 상담이 필요한 경우

다음에 해당할 경우, 본문에서 소개하는 식물을 사용하기 전에 반드시 의사나 약사의 상담이 필요하다.

- **현재 복용하는 약이 있다.**
- **현재 치료중인 지병이 있다.**
- **어린이 또는 고령자**
- **과거에 집중치료가 필요한 중대한 질병에 걸린 적이 있다.**
- **알레르기가 있다.**
- **임신 중이다.**
- **체력이나 체질 면에서 걱정스러운 점이 있다.**

에센셜 오일을 사용할 때 특히 주의할 점

에센셜 오일을 아로마 트리트먼트 오일로 만들어 피부에 직접 사용할 경우에는 반드시 사전에 패치 테스트patch test(피부 알레르기 시험)를 실시한다. 패치 테스트는 팔뚝 안쪽에 희석 농도에 따라 아로마 트리트먼트 오일을 바른 후, 24~28시간 상태를 체크한다. 이상이 발견될 경우에는 사용을 중지한다.

플로럴 워터 선택하는 방법

잡화점 등에서 플로럴 워터라는 이름으로 판매되고 있지만, 피부에 사용할 경우에는 허브 전문점이나 아로마 전문점에서 불순물이 들어 있지 않은 제품을 구매한다. 플로럴 워터 중에는 복용 가능한 제품도 있다.

- 책에 소개한 식재료나 식물은 의약품이 아닙니다. 또한 각각의 활용 방법은 의료 행위에 해당하지 않습니다.
- 사람마다 체질이 다르므로 효과는 개인에 따라 차이가 있습니다. 책에 소개한 대로 반드시 증상을 개선한다고 보장하는 것은 아니니 이 점을 충분히 이해한 후 내용을 활용하기 바랍니다. 또한 이 책은 독자의 건강 문제나 트러블에 대해 책임을 지지 않으니 본인의 책임 아래 실시하기 바랍니다. 활용하는 데 걱정되는 점이 있다면 전문가나 의사와 상담할 것을 권합니다.

세균이나 바이러스에 대한 저항력이 떨어지거나 면역계의 균형이 깨지면 감기나 알레르기 질환이 일어난다. 소염 작용을 하거나 면역계의 균형을 조절하는 데 효과적인 허브를 활용해 몸의 염증과 고통스러운 증상을 완화시키자.

감기 | 알레르기 · 염증 | 기침 · 목 통증 | 냉증

chapter 1

감기 · 알레르기

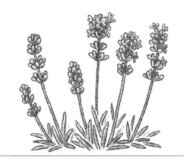

감기

면역력이 떨어지면 감기에 걸리기 쉽다. 식물의 힘을 빌려 스스로 해볼 수 있는 예방법과 증상을 완화시키는 방법을 소개한다.

과일향이 나는 **엘더플라워**

유럽이나 북아프리카가 원산인 흰색 또는 크림색의 작은 꽃을 말린 허브다. 딱총나무 꽃이라고도 부르며 머스캣 향이 특징이다. 향기 성분으로는 장미향에도 함유되어 있는 로즈옥사이드, 감귤계 에센셜 오일에 풍부하게 들어 있는 리모넨 등이 응축되어 있어 휴식을 취할 때 매우 효과적이다.

식물을 시럽에 절여 성분을 추출하는 '코디얼cordial'은 영국에서 시작되었지만, 엘더플라워 코디얼은 그 맛이 특히 뛰어나 독일이나 오스트레일리아 등에서도 즐겨 마신다.

또한 클로로겐산(폴리페놀의 일종)의 페닐프로파노이드 류나 케르세틴 등 각종 플라보노이드 성분이 땀 배출을 촉진시켜 해열 작용을 하기 때문에 감기 증상을 완화하는 데 이용되는 경우가 많다. 유럽과 미국에서는 '인플루엔자의 특효약'으로도 불릴 만큼 신뢰받는 허브다. 이뇨 작용을 촉진해 디톡스에도 효과적이다.

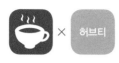

1. 마시기 ① – 초기 감기나 잠들기 전에

따뜻하게 데운 찻잔에 티스푼으로 한 스푼 분량의 허브를 넣고 뜨거운 물을 부은 다음, 뚜껑을 덮고 약 3분간 기다린다. 하루에 3잔 정도, 시간 간격을 두고 마신다.

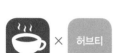

2. 마시기 ② – 블렌딩한 티로 상승 효과

따뜻하게 데운 찻잔에 티스푼으로 한 스푼 분량의 엘더플라워와 페퍼민트 허브를 넣고 뜨거운 물을 부은 다음, 뚜껑을 덮고 약 3분간 기다린다. 하루에 3잔 정도, 시간 간격을 두고 마신다.

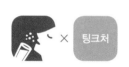

3. 가글하기 – 감기 예방

① 밀폐 유리용기에 허브를 용기의 1/4 정도 넣는다. 보드카나 소주 등의 증류주를 용기의 80% 정도까지 붓고 잘 섞는다.

② 반드시 뚜껑을 닫은 후 서늘하고 그늘진 장소에서 2~4주 정도 보관한다. 이후 허브를 키친타월이나, 거즈, 차 거름망 등에 거른다.

③ 티스푼으로 한 스푼 분량의 팅크처를 찬 물이나 따뜻한 물, 허브티에 넣고 잘 섞은 후 가글한다. 하루에 3번 정도, 시간 간격을 두고 가글한다.

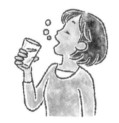

point 팅크처는 유리병에 옮겨 담아 서늘하고 그늘진 장소에 보관한다.

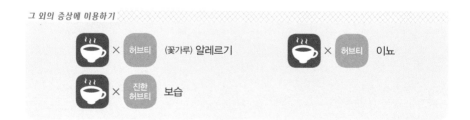

항균에 강한 **타임**

'백리향'이라고도 불리는 타임Thyme은 강력한 살균 작용으로 요리용 허브로 사용하는 경우가 많다. 그 외에 독특한 향을 이용해 고기나 생선 요리, 찜 요리 등에 넣는 부케 가르니(타임, 파슬리, 샐러리, 월계수 잎 등을 묶어 만든 향초 다발)에도 빠트릴 수 없는 존재다.

고대 그리스에서는 타임을 베개 밑에 넣어두면 악몽을 꾸지 않고 숙면을 취할 수 있다고 믿었다. 또 산뜻한 향은 용기와 기품의 상징으로 '타임 향이 난다'라는 말을 칭찬으로 사용했다.

진정, 경련 억제, 가래 제거, 기침을 완화하는 플라보노이드, 타닌, 사포닌 등의 성분이 함유되어 있어 오래 전부터 기관지염이나 천식 등 호흡기 계통의 증상에 이용되었다.

중세 유럽에서 전염병이 유행할 때는 타임의 가지를 물에 끓여 공기를 정화하여 감염을 방지했다. 잎은 요리의 향신료나 허브티로 사용하면서 감기를 예방했다. 독일에서는 소아 호흡기 환자에게 타임 허브티를 자주 마시게 한다.

또한 허브를 알코올에 담가 만드는 팅크처는 비교적 가정에서도 간단하게 만들 수 있다. 감기가 유행하는 계절에 만들어두면 가글액으로 활용할 수 있어 감기 대비책으로 유용하다.

수많은 종류의 타임 에센셜 오일 중 가장 인기 있는 오일은 향이 부드러운 타임 리날로올이다.

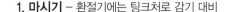

 ×

1. 마시기 – 환절기에는 팅크처로 감기 대비

① 밀폐 유리용기에 허브를 용기의 1/4 정도 넣는다. 보드카나 소주 등의 증류주를 용기의 80% 정도까지 붓고 잘 섞는다.

② 반드시 뚜껑을 닫은 후 서늘하고 그늘진 장소에서 2~4주 정도 보관한다. 이후 허브를 키친타월, 거즈, 차 거름망 등에 거른다.

③ 팅크처를 찬물이나 따뜻한 물, 허브티에 넣고 잘 섞은 다음에 마신다. 하루에 3잔 정도 시간 간격을 두고 마신다.

(point) 팅크처는 유리병에 옮겨 담아 서늘하고 그늘진 장소에 보관한다.

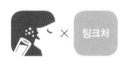

2. 가글하기 – 살균작용을 활용해 바이러스로부터 내 몸 지키기

밀폐 유리용기에 허브와 증류주를 넣고 2~4주 정도 추출한다. 물 한 컵에 팅크처 3~5방울 정도 떨어뜨린 후 가글액으로 사용한다.

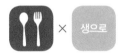

3. 먹기 – 고기 맛을 끌어내고, 생선 비린내 잡기

고기나 생선을 굽거나 크림스튜 등의 찜 요리를 만들 때 사용하면 좋다. 고기 맛을 끌어내거나 생선 비린내를 잡는 효과가 있다. 활용 방법은 생것 또는 말린 것 모두 가능하다. 타임을 섭취해서 감기를 예방해보자.

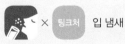

팅크처 입 냄새   아로마 트리트먼트 오일 무좀

녹차향이 나는 허브 **네틀**

네틀Nettle은 쐐기풀이라 하며 예로부터 혈액 정화나 해독에 효과적인 허브로 알려져 있다.

　칼륨, 철, 규소 등의 무기질과 카로티노이드, 클로로필(엽록소) 등이 상승 효과를 발휘해 알레르기 체질을 개선하거나 아토피 예방에 사용해왔다. 또한 뿌리에 포함되어 있는 다당류와 피토스테롤은 생활습관병의 다양한 증상을 예방한다. 풍부한 무기질, 플라보노이드, 비타민C가 감기 증상을 완화하거나 예방하는 데 효과적이다.

추천하는 활용법

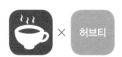

(point) 페퍼민트나 레몬버베나와의 블렌딩도 추천한다.

1. 마시기 – 감기로 떨어진 체력 보충

① 찻주전자와 컵에 뜨거운 물을 넣어 따뜻하게 데운다. 따뜻하게 데워지면 물을 버린다.

② 찻주전자에 티스푼으로 한 스푼 분량의 허브를 넣고 뜨거운 물을 부은 다음, 뚜껑을 덮고 약 3분간 성분을 추출한다.

③ 찻주전자를 흔들어 차의 농도를 고르게 한 다음, 찻잔에 마지막 한 방울까지 따른다. 하루에 3잔 정도 시간 간격을 두고 마신다.

그 외의 증상에 이용하기

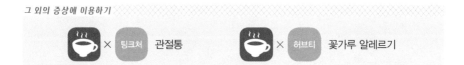

면역력을 키워주는 에키나세아

에키나세아Echinacea는 자줏빛 꽃이 피는 아름다운 허브로, 그리스어로 고슴도치를 뜻하는 '에키노스echinos'에서 유래했다. 북미 원주민들은 감기, 화상, 외상 시 이 식물의 뿌리 부분을 이용했다. 요즘은 거의 모든 부위를 사용한다.

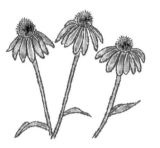

　　감기나 인플루엔자에 걸렸을 때 허브티나 팅크처를 사용하여 증상을 완화시키는 외에도 방광염 같은 감염증 예방에도 도움이 된다.

추천하는 활용법

 ×

 point ｜ 감기 예방, 감기로 인한 목 통증이 나타날 때 가글액으로 사용하면 좋다.

1. 마시기 – 몸의 면역력 상승

① 찻주전자와 컵에 뜨거운 물을 넣어 따뜻하게 데운다. 따뜻하게 데워지면 물을 버린다.

② 찻주전자에 티스푼으로 한 스푼 분량의 허브를 넣고 뜨거운 물을 부은 다음, 뚜껑을 덮고 약 3분간 성분을 추출한다.

③ 찻주전자를 흔들어 차의 농도를 고르게 한 다음, 찻잔에 마지막 한 방울까지 따른다. 하루에 3잔 정도 시간 간격을 두고 마신다.

그 외의 증상에 이용하기

 × 진한 허브티　거칠어진 피부

 × 허브티　피로 해소

생약으로도 사용하는 **칡가루**

칡은 콩과의 식물로 뿌리를 건조시킨 것을 '갈근'이라고 하여 오래 전부터 생약으로 이용해왔다. 갈근탕의 원료인 칡가루는 칡뿌리에서 녹말을 정제한 분말 형태의 가루다. 요리나 화과자를 만드는 데도 사용한다.

　칡가루에 함유되어 있는 이소플라본은 진정 효과, 땀 배출, 해독 작용을 한다. 초기 감기 증상인 열과 통증 완화에 뛰어나다. 또한 갈근탕의 걸쭉함이 목의 염증을 완화시키고 소화를 돕기 때문에 컨디션이 좋지 않을 때 영양 보충용으로 섭취하면 매우 좋다.

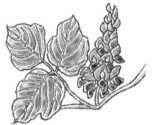

추천하는 활용법

 ×

1. 마시기 – 생강을 넣은 갈근탕으로 몸을 따뜻하게

① 컵에 칡가루를 티스푼으로 한 스푼 넣고 소량의 미지근한 물을 넣고 덩어리가 생기지 않도록 잘 저어준다.

② ①에 간 생강을 넣은 다음 끓는 물을 넣고 잘 섞으면, 탁했던 갈근탕이 투명에 가까운 상태가 된다.

③ 기호에 맞춰 약간의 설탕이나 꿀을 넣는다.

(point) 생강 대신 녹차를 넣어 마시는 방법도 추천한다.

그 외의 증상에 이용하기

 × 생으로　초조할 때

감기로 목이 아플 때 추천하는 **모과**

모과는 봄에는 주홍빛 꽃에서, 늦가을에는 노랗게 익은 과실에서 달콤한
향을 낸다. 열매는 나무처럼 단단하고 떫은맛이 강해 생으로 먹지는 않는
다. 가열하거나 설탕이나 알코올에 절여서 사용한다. 주로 잼이나 모과주
로 가공하여 애용한다.

　모과에는 아미그달린 성분이 함유되어 있어
가래나 기침, 천식에 의한 발작을 진정시키는 효
과가 있다. 모과 진액이 들어간 모과 사탕이나 시
럽도 인기가 많다.

추천하는 활용법

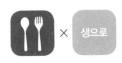

(point) 모과는 소금물에 오랫동안
담가서 떫은맛과 변색을 방
지한다.

1. 먹기 – 산뜻한 레드와인 빛깔의 모과잼

① 모과 2개를 준비한 후, 껍질을 벗기지 않은 상태에서 2cm 정
　도의 두께로 썰어서 30분 이상 소금물에 담가둔다. 씨를 분리
　한다.

② 냄비에 모과와 씨를 넣고 잠길 정도로 물을 넣는다. 강한불로
　끓였다가 중불로 바꾼 후 약 20~30분 정도 조린다(가열하면 레
　드와인 색으로 바뀐다).

③ 불을 끄고 모과와 씨를 체에 거른 다음, 설탕 150g을 넣고 다
　시 한 번 끓인다. 끓어오르면 약불로 줄이고 거품을 걷어가며
　약 1~2시간 조린다.

그 외의 증상에 이용하기

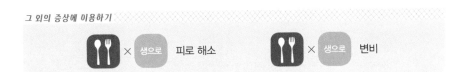

열매는 작지만 영양은 풍부한 **유자**

껍질이나 과즙은 음식의 풍미를 더해 요리의 악센트를 주는 양념으로 주로 사용한다. 유자 열매에는 구연산이나 사과산이 다량 함유되어 있으며, 레몬이나 귤의 약 3배에 이르는 비타민C가 풍부하게 들어 있다. 감기를 예방하거나 피부 미용을 위해 사용한다.

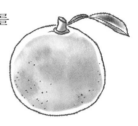

　그 외에 과즙이나 씨, 껍질에도 몸을 따뜻하게 만들어주는 리모넨과 방향 성분이 풍부하게 함유되어 있어 작고 귀여운 열매라고는 상상할 수 없을 정도의 놀라운 힘을 갖고 있다. 동짓날 유자탕에 들어가는 일본의 풍습은 차가워진 몸을 따뜻하게 데우기 위해서이다.

추천하는 활용법

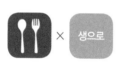

1. **먹기** – 잼보다 쉬운 유자청 만들기

① 깨끗하게 씻은 유자를 반으로 잘라 추출기를 이용해 과즙을 짠다. 과즙을 짠 후 속껍질과 씨앗을 제거하고 가늘게 채 썬다.

② ①의 유자즙에 채 썬 유자의 무게를 더한 동량의 설탕을 넣은 후 잘 섞는다. 즙이 나오기 전에 지퍼팩에 담아 얇게 펼친 상태로 얼린다.

③ 먹을 때는 해동해서 빵에 발라 먹거나 따뜻한 물에 타서 마신다. 또는 홍차에 넣어 달콤한 유자 향을 함께 즐길 수도 있다.

point 냉장 보관 시 쓴 맛이 나올 수 있으므로 반드시 냉동으로 보관한다. 약 1개월 정도는 냉장 보관도 가능하다.

그 외의 증상에 이용하기

 에센셜 오일　냉증　　　 생으로　혈관 질환(▶p.215)

숲속을 걷는 듯 상쾌하게 해주는 **아오모리 히바**

아오모리 히바는 측백나뭇과의 상록침엽수로 일본에서는 '히노키아스나로'라는 별칭으로 불린다. 항균과 방충성이 매우 뛰어난 히노키티올 성분이 함유되어 있다. 에센셜 오일을 떨어뜨려 방 안에 향을 피우면 감기 예방에 도움이 된다.

삼림욕을 하는 듯한 향기는 피로를 풀어주고 스트레스를 해소시켜 몸과 마음에 휴식을 선사한다.

추천하는 활용법

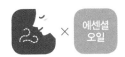

1. 향 즐기기 – 향을 맡으며 감기 예방

① 세면대에 1/4 정도의 뜨거운 물을 붓고, 에센셜 오일을 1~2방울 떨어뜨린다.

② 눈을 감은 채 세면대 위로 얼굴을 가까이 댄다. 머리에 수건을 쓰면 더 효과적이다.

③ 천천히 코로 수증기를 들이마신다. 1~3분 정도 기분이 좋아질 때까지 지속한다.

그 외의 증상에 이용하기

  스트레스

뉴칼레도니아에서 폭넓게 활용하는 **니아울리**

니아울리Niaouli 는 오스트레일리아와 뉴칼레도니아에 자생하는 나무다. 잎에서 추출한 에센셜 오일은 아로마 테라피에 폭넓게 사용되고 있다.

항바이러스, 살균 작용이 우수하여 감기나 인플루엔자, 비염, 목 통증 등 호흡기 전반을 개선하는 데 효과적이다. 감기 예방에도 도움이 된다. 또한 기분이 저조하거나 마음이 불안할 때, 정신적으로 피로할 때 니아울리 에센셜 오일이 정서적인 안정감을 가져다준다.

추천하는 활용법

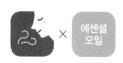

1. 향 즐기기 – 코와 목의 통증
컵에 뜨거운 물을 붓고 에센셜 오일을 한 방울 떨어뜨려, 수증기와 함께 향을 마신다.

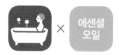

2. 목욕하기 – 몸을 따뜻하게
욕조에 에센셜 오일을 3~5방울 떨어뜨리고, 잘 섞은 다음 욕조에 들어가 수증기를 마시듯이 호흡한다.

그 외의 증상에 이용하기

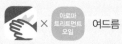

알레르기 · 염증

면역 기능의 부조화로 나타나는 알레르기. 원인을 만들어내는 상태를 완화시키기 위한 최적의 대비책을 알아보자.

'기적의 나무'라 불리는 **님나무**

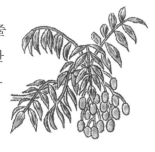

님나무(Neem Tree)는 잎, 열매, 씨앗, 뿌리, 줄기의 모든 부분에서 다양한 작용을 하며 원산지인 인도에서는 오래 전부터 '기적의 나무(miracle neem)'라 불린다. 일상생활에서 광범위하게 사용되어 왔고, 대부분의 가정에 상비약으로 구비되어 있다.

잎에서 추출한 에센셜 오일은 항균 작용을 하며, 피부 트러블을 개선한다. 해충이 싫어하는 아자디라크틴 성분을 함유한 씨앗은 오랜 세월에 걸쳐 방충용으로 사용되었으며, 어린 나무는 씹어서 양치질을 대신했다.

이처럼 인도인들의 생활 속 깊이 뿌리내려진 존재이자 다양한 효능과 재배하기 쉬운 환경 덕에 현재는 자생하는 식물을 활용할 뿐만 아니라, 재배하려는 움직임도 확산되고 있다.

님나무 입욕제는 전신의 거칠어진 피부를 관리하는 데 효과적이다. 또한 씨앗에서 추출한 님나무 오일은 화장품 재료로 사용한다.

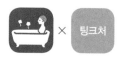

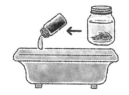

1. **목욕하기** – 피부 트러블을 완화하는 님나무 팅크처 목욕

① 밀폐 유리용기에 허브를 용기의 1/4 정도 넣는다. 보드카나 소주 등의 증류주를 용기의 80% 정도까지 붓고 잘 섞는다.

② 반드시 뚜껑을 닫은 후 서늘하고 그늘진 장소에서 2~4주 정도 보관한다. 이후 허브를 키친타월, 거즈, 차 거름망 등에 거른다.

③ 따뜻한 물을 받은 욕조에 팅크처를 50ml 정도 넣는다. 잘 섞은 후 천천히 욕조에 들어간다.

> (point) 팅크처는 유리병에 옮겨 담아 서늘하고 그늘진 장소에 보관한다.

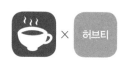

2. **마시기** – 님나무 허브티로 몸 안의 면역력 올리기

따뜻하게 데운 찻잔에 티스푼으로 한 스푼 분량의 허브를 넣고 뜨거운 물을 부은 다음, 뚜껑을 덮고 약 3분간 기다린다. 하루에 3잔 정도, 시간 간격을 두고 마신다.

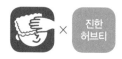

3. **찜질하기** – 피부 트러블 완화

끓는 물에 허브를 넣어 추출한 허브 추출액을 수건에 적셨다가 적당히 짠 후 찜질한다.

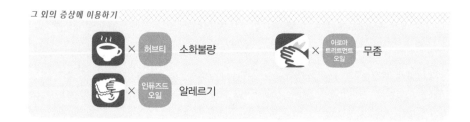

항균 효과가 강력한 **티트리**

오스트레일리아와 뉴질랜드에서 자생하는 티트리Tea Tree는 오스트레일리아의 원주민인 애버리진들이 오래 전부터 차로 마셔왔고, 상처나 피부 치료제로 활용해왔다. 에센셜 오일은 항균, 살균 작용이 뛰어나 인플루엔자 등의 바이러스에 의한 감염증, 감기 증상 완화에 사용한다.

점막의 염증을 억제하고 피부에 부드럽게 작용하기 때문에 기침이나 기관지염, 콧물, 코막힘, 부비강염(축농증) 등의 호흡기 계통 증상이나 꽃가루 알레르기 같은 알레르기 증상 완화에도 유용하게 쓰인다. 외출하기 전 마스크에 에센셜 오일을 뿌리기만 해도 기침을 억제하고 목 통증 완화에 도움이 된다. 감기 예방이나 꽃가루 알레르기 증상을 완화하고 싶을 때는 방 안에 아로마 디퓨저를 활용하면 좋다. 최근에 항생제 남용으로 인한 내성균이 출현해 다시 한 번 티트리의 다양한 효능이 주목을 받고 있다.

그 외에도 티트리에는 냄새 제거 효과가 있어 걸레 세탁하는 물에 몇 방울 떨어뜨리면 악취 제거와 살균 효과를 볼 수 있다. 티트리는 활용 범위가 넓고, 일상생활에서 사용하기에 편리한 에센션 오일로 산뜻한 향은 우리의 몸과 마음에 휴식을 준다.

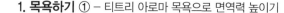

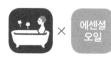

1. **목욕하기** ① – 티트리 아로마 목욕으로 면역력 높이기

① 따뜻한 물을 받은 욕조에 에센셜 오일을 3~5방울 떨어뜨린다(욕조의 크기에 따라 조절한다).

② 에센셜 오일이 물 전체에 퍼지도록 잘 섞어준 다음 욕조에 들어간다.

③ 천천히 심호흡하며 향을 즐긴다.

(point) 휴식을 취하고 싶을 때는 미지근한 물을 추천한다. 부교감신경을 더 자극한다.

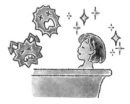

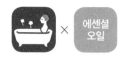

2. **목욕하기** ② – 족욕으로 무좀 예방

따뜻한 물을 받은 대야에 에센셜 오일을 2~3방울 떨어뜨리고, 잘 섞어준 다음 발을 담근다. 데오도런트(방취제) 효과를 기대할 수 있다.

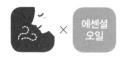

3. **향 즐기기** – 감기 증상 완화 · 예방

컵에 뜨거운 물을 넣고 에센셜 오일을 한 방울 떨어뜨린 후 수증기와 함께 향을 들이마신다.

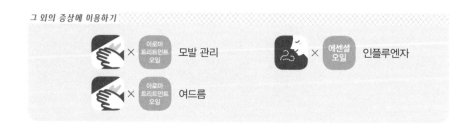

자외선에 의한 염증을 완화하는 **라벤더**

라벤더Lavender에는 항염 작용, 피부의 신진대사를 촉진하는 효과, 진정·진통 효과가 있어 자외선에 의한 염증 완화에 특히 추천한다. 피부 관리용으로 누구나 쉽게 사용할 수 있는 에센셜 오일의 대표주자로 모든 피부 타입에 사용이 가능하다.

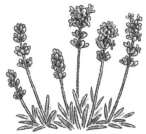

참고로 라벤더는 아로마 테라피 발전과 큰 관련이 있다. 프랑스 화학자 가트포제는 라벤더 에센셜 오일을 이용해 자신의 화상 상처를 치료했는데 이를 계기로 시작된 연구에서 '아로마 테라피'라는 말이 태어났다.

추천하는 활용법

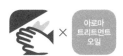

1. 바르기 – 햇볕에 탔을 때 사용하는 트리트먼트 오일
① 캐리어 오일을 비커 등의 용기에 넣는다.
② ①에 에센셜 오일을 넣는다. 바디용은 1% 이하, 얼굴용은 0.5% 이하로 희석한다(에센셜 오일 한 방울은 0.05ml).
③ 증상이 나타난 부위에 바르거나 마사지한다.

 보관할 때는 갈색 유리병에 옮겨 담아 1~2개월 이내에 사용한다.

그 외의 증상에 이용하기

 눈의 피로(▶p.81)   휴식

트러블을 완화하는 피부의 구급대원 **카렌듈라**

금잔화라고도 불리는 카렌듈라Calendula는 국화과의 식물이다. 산뜻한 오렌지색의 꽃이 피는데 카렌듈라의 색소에는 루테인 등의 풍부한 카로티노이드가 함유되어 있다.

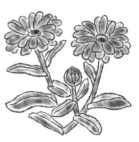

그 외에 플라보노이드 성분이 포함되어 있어 진정과 소염 작용을 하며, 예전부터 알레르기나 여드름 등 피부 트러블을 해소하는 데 도움이 되었다. 인퓨즈드 오일로 만든 연고는 어린 아이에게도 사용할 수 있어 가정용 상비약으로 애용한다.

추천하는 활용법

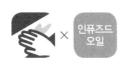

point 인퓨즈드 오일은 갈색 유리병에 옮겨 보관하고, 1~2개월 이내에 사용한다.

1. 바르기 – 만들어두면 편리한 인퓨즈드 오일

① 밀폐 유리용기에 허브를 용기의 1/3 정도 넣고, 마카데미아너트 오일처럼 쉽게 산화되지 않는 캐리어 오일을 용기의 80% 정도까지 붓는다.

② 반드시 뚜껑을 닫은 후 햇볕이 잘 드는 장소(강한 직사광선은 피한다)에서 2~4주 정도 보관한다. 이후 키친타월이나 거즈로 인퓨즈드 오일을 거른다.

③ 인퓨즈드 오일을 증상이 나타난 부위에 바른다.

그 외의 증상에 이용하기

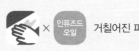

몸과 마음을 위로하는 만능 허브 **저먼 캐모마일**

작고 하얀 꽃을 활짝 피우는 저먼 캐모마일은 청사과 향이 나는 허브로, 캐모마일 티는 전 세계적으로 사랑받는 아주 대중적인 허브티 중 하나다.

저먼 캐모마일에는 진정과 경련을 억제하는 플라보노이드류와 소염 작용을 하는 아줄렌류가 함유되어 있어 알 레르기성 습진, 여드름, 햇볕에 탄 피부 트 러블을 완화하는 데 매우 효과적이다.

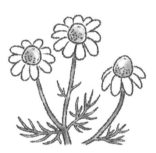

허브티로 온찜질을 하거나 팅크처를 만들 어 욕조에 넣어서 사용하면 좋다.

추천하는 활용법

 ×

1. **찜질하기** – 찜질로 염증 완화

① 냄비에 물을 끓인 다음 불을 끄고, 티스푼으로 2~3스푼 분량 의 허브를 넣는다.

② 냄비의 뚜껑을 덮고 약 5~10분간 성분을 추출한다. 완성된 추출액을 걸러 볼에 담은 후 수건을 적신다.

③ 흠뻑 적신 손수건이나 수건을 적당히 짠 후, 증상이 나타난 부분에 갖다 댄다. 그 위에 비닐 랩이나 마른 수건을 덮으면 열이 오랫동안 지속된다.

(point) 수건을 통째로 담그면 뜨거 워진 수건을 짜기 어려우므 로 양쪽 끝은 적시지 않는다.

그 외의 증상에 이용하기

 × 변비   × 팅크처 거칠어진 피부

강력한 항염 작용 **어성초**

오래 전부터 해독제로 사용해온 어성초는 잎에서 생선 비린내가 난다고
해서 붙은 이름이다. 다양한 약효를 지니고 있어 '십약+藥'이라고도 한다.
수많은 효능 중에서도 주로 땀이나 습진 등의 피부 트러블에 매우 효과적
이다. 또한 혈액을 맑게 하고 살균 효과가 뛰어나 아토피에도 좋다. 플라
보노이드류의 성분이 함유되어 항염, 진통 효과도 탁월하다.

추천하는 활용법

 ×

1. 찜질하기 – 피부 염증에 특효약

① 냄비에 물을 끓인 다음 불을 끄고, 티스푼으로 2~3스푼 분량
　의 허브를 넣는다.

② 냄비의 뚜껑을 덮고 약 5분간 성분을 추출한다. 완성된 추출
　액을 걸러 볼에 담은 후 수건을 적신다.

③ 흠뻑 적신 손수건이나 수건을 적당히 짠 후 증상이 나타난 부
　분에 갖다 댄다. 비닐 랩이나 마른 수건을 찜질 위에 덮으면
　열이 오랫동안 지속된다.

깊은 휴식이 필요할 때 **린덴**

유럽이 원산지인 참피나뭇과의 나무다. 잎에는 진정, 땀 배출, 이뇨 작용의 성분이 들어 있다. 감기나 인플루엔자, (꽃가루) 알레르기 등의 증상을 완화하는 데 오래 전부터 사용되었다.

찜질이나 허브티로 활용하면 좋다. 린덴 에센셜 오일이 가진 달콤한 향은 불안과 흥분을 진정시키고 깊은 휴식을 취하게 해준다.

추천하는 활용법

 ×

1. 찜질하기 – 보온 효과는 덤!
끓는 물에 허브를 넣어 추출한 허브 추출액을 수건에 적셨다가 적당히 짠 후에 찜질한다.

 ×

2. 마시기 – 몸속의 휴식
따뜻하게 데운 찻잔에 티스푼으로 한 스푼 분량의 허브를 넣고 뜨거운 물을 부은 다음, 뚜껑을 덮고 약 3분간 기다린다. 하루에 3잔 정도, 시간 간격을 두고 마신다.

기침·목 통증

기침이나 목 통증은 고통스러운 증상 중 하나다. 습관이 되면 일상생활에 지장을
주는 만큼 평소에 잘 관리하는 것이 매우 중요하다.

'축복 나무'로 인기가 높은 **머틀**

머틀myrtle은 그리스 신화와 구약성경에 등
장할 정도로 오래 전부터 사랑받아온 식물
이다. 희고 아름다운 꽃은 그리스 신화 속에
서 사랑을 상징하며, 결혼식 신부의 부케로 사
용한다. 그런 이유에서 머틀은 '축복 나무'로 널리
알려져 있다. 매화꽃을 닮아 '은매화'라고도 불리며 정원수로 인기가 높
은 상록수다.

머틀은 항균력이 뛰어나고 기침이나 목 통증, 알레르기 증상을 진정시
키는 효능이 있어 예전부터 호흡기 질환에 주로 사용되어 왔다. 항균 작
용은 공기청정기와 같은 역할을 한다.

에센셜 오일을 아로마 디퓨저로 사용해 방 안에 향을 피우는 방법도
추천한다. 은은하고 달콤한 향은 마음을 편안하게 해줘 슬픈 일이 있거나
불안해서 잠이 오지 않을 때 맡으면 좋다.

허브티로 마실 때에는 '레몬 머틀'로 먹는 경우가 많다.

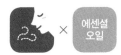

1. 향을 즐기기 – 산뜻하고 달콤한 향으로 염증 진정

① 컵에 뜨거운 물을 붓고 에센셜 오일을 한 방울 떨어뜨린다.

② 수증기와 함께 천천히 향을 들이마신다.

③ 1~3분 정도 기분이 좋아질 때까지 지속한다.

(point) 손수건 등에 에센셜 오일을 뿌려 가지고 다니면 밖에서 목이 아플 때도 유용하게 사용할 수 있다.

2. 마시기 – 레몬 머틀 허브티로 바이러스 차단

따뜻하게 데운 찻잔에 티스푼으로 한 스푼 분량의 허브를 넣고 뜨거운 물을 부은 다음, 뚜껑을 덮고 약 3분간 기다린다. 하루에 3잔 정도 시간 간격을 두고 마신다.

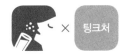

3. 가글하기 – 레몬 머틀 팅크처로 가글

밀폐 유리용기에 허브와 증류주를 넣고 2~4주 정도 추출한다. 물 한 컵에 3~5방울 정도 떨어뜨린 후 가글액으로 사용한다.

그 외의 증상에 이용하기

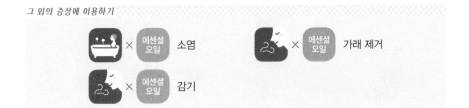

염증을 서서히 가라앉히는 **페티그레인**

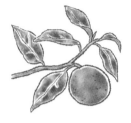

페티그레인Petitgrain은 인도와 히말라야가 원산지
로 '작은 알맹이'를 의미하는 감귤과 나무다. 비
터 오렌지라고도 불리며 일본에서는 등자나무라
고도 부른다.

　잎과 잔가지에서 추출한 에센셜 오일은 식물 이름과 같은 페티그레인
이라 부르고, 꽃에서 추출한 에센셜 오일은 네롤리라고 한다.

　페티그레인 에센셜 오일은 기침을 완화시켜 기관지염이나 감기에 의
한 상기도(윗숨길) 증상 개선에 매우 효과적이다.

추천하는 활용법

 ×

1. 목욕하기 – 심호흡을 하며 목을 보호

① 따뜻한 물을 받은 욕조에 에센셜 오일을 3~5방울 떨어뜨린
　다(욕조의 크기에 따라 조절한다).

② 에센셜 오일이 물 전체에 퍼지도록 잘 섞어준 다음 욕조에 들
　어간다.

③ 천천히 심호흡하며 향을 즐긴다.

(point) 천일염(또는 암염) 50g과 에
센셜 오일 4~5방울을 섞어
만든 바스 솔트 사용도 추천
한다.

그 외의 증상에 이용하기

 편안한 수면　　　 피로 해소

부드러운 향이 매력적인 **유칼립투스 라디아타**

유칼립투스로 분류하는 에센셜 오일에는 수많은 종류가 있다. 그중에서도 일반적인 유칼립투스 글로블루스종과 비교했을 때 유칼립투스 라디아타Eucalyptus radiata 에센셜 오일은 향이 순하고 피부에도 자극이 없어서 유칼립투스의 강한 향에 거부감이 있는 사람에게 특히 추천한다.

  강력한 항균력과 가래 제거 효과가 탁월해 목에 염증이나 통증이 있을 때 에센셜 오일을 뜨거운 물에 떨어뜨려 수증기와 함께 마시기도 한다. 항균 작용이 더해진 항바이러스 작용을 해 기관지염, 알레르기, 꽃가루 알레르기 완화에도 효과적이다.

추천하는 활용법

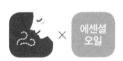

1. 향 즐기기 – 에센셜 오일을 첨가한 수증기로 염증 완화

① 세면대에 1/4 정도의 뜨거운 물을 붓고, 에센셜 오일을 1~2방울 떨어뜨린다.

② 눈을 감은 채 세면대 위로 얼굴을 가까이 댄다. 머리에 수건을 쓰면 더욱 효과적이다.

③ 천천히 코로 수증기를 들이마신다. 1~3분 정도 기분이 좋아질 때까지 지속한다.

(point) 이 외에도 아로마 디퓨저를 사용해 향기를 발산하거나 아로마 스톤을 책상이나 선반에 놓는 등 다양한 방법으로 즐길 수 있다.

그 외의 증상에 이용하기

 알레르기

 근육통

냉증

추운 계절뿐만 아니라 일 년 내내 느끼는 냉기는 몸에 질병을 일으킨다. 방치하지 말고 서둘러 대책을 세우자.

톡 쏘는 향기에 효능도 다양한 **양파**

영국에는 '하루 한 개의 양파는 의사를 멀리하게 한다' 라는 속담이 있을 정도로 양파는 오래 전부터 건강 에 좋은 채소로 알려져 왔다. 요즘은 일 년 내내 비교적 안정적인 가격으로 구매할 수 있어 다양 한 요리에 사용하는 채소로 가정의 든든한 먹을거 리이다.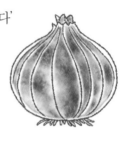

양파를 자를 때 눈물이 나는 이유는 피토케미컬 성분의 황화합물이 나 오기 때문이다. 황화합물은 항균 작용을 하고 혈당치를 낮춰준다. 최근에 는 활성산소를 제거하고 혈액순환을 좋게 하는 항혈전 효과가 있다고 보 고되면서 다시 주목을 받고 있다.

황화합물의 하나인 황화알릴에는 체온을 높여 혈액순환을 촉진시키고 신진대사를 활발하게 하여 에너지대사를 높이는 효과가 있어 냉증이나 다이어트에 활용한다.

양파는 가열할수록 단맛이 나오는데, 황화알릴의 수용성 효과를 더욱 높이기 위해 수프로 끓여서 먹는 것이 좋다.

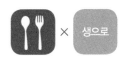

1. 먹기 ① – 양파초절임을 만들어 상비약으로!

① 껍질을 벗긴 양파 한 개를 얇게 썰어 15~30분 정도 물에 닿지 않게 둔다.

② 보관용기에 ①을 넣고, 소금과 식초 1/3작은술, 꿀 2큰술을 넣는다.

③ 전체 내용물을 잘 섞어주면 완성이다. 냉장고에서 10일 정도 보관할 수 있다.

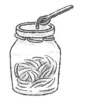

> (point) 식초는 현미를 주원료로 사용하여 아미노산, 구연산, 비타민, 무기질이 풍부한 흑초를 사용하면 더욱 맛이 좋다.

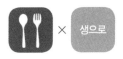

2. 먹기 ② – 드레싱 소스로 활용

생으로 먹는다면 드레싱 소스로 만들면 좋다. 양파를 간 다음 올리브 오일과 소금, 후추, 레몬을 적절하게 섞는다.

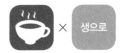

3. 마시기 – 영양이 가득한 수프로 몸을 따뜻하게

양파는 수용성 성분이 풍부하기 때문에 수프로 끓여 먹어야 흡수가 잘 된다. 콩소메(육류, 채소 등의 재료를 삶아 낸 물을 헝겊에 거른 맑은 수프)나 크림 등 기호에 맞춰 즐긴다.

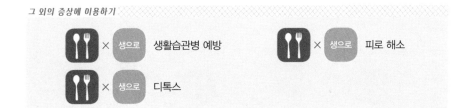

그 외의 증상에 이용하기

생활습관병 예방   피로 해소

디톡스

산뜻한 향으로 혈액순환을 촉진하는 **고나쓰**

에센셜 오일 중에는 일본에서 만들어진 향도 있는데 그 중 하나가 고나쓰(小夏)이다. 유자에서 변형된 감귤과 종으로 유자보다는 레몬계의 산뜻한 향이 난다. 이름 그대로 초여름의 향이 난다.

　유자와 마찬가지로 혈액순환을 촉진하는 리모넨이 다량 함유되어 있어 체온을 높여 냉증을 개선하는 역할을 한다. 일본에는 동짓날에 유자탕에 들어가 감기를 예방하는 풍습이 있는데, 몸을 따뜻하게 해주는 고나쓰 에센셜 오일을 넣은 아로마 목욕으로도 같은 효과를 얻을 수 있다.

추천하는 활용법

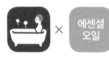

1. 목욕하기 – 아로마 목욕으로 혈액순환 촉진

① 따뜻한 물을 받은 욕조에 에센셜 오일을 3~5방울 떨어뜨린다(욕조의 크기에 따라 조절한다).

② 에센셜 오일이 물 전체에 퍼지도록 잘 섞어준 다음 욕조에 들어간다.

③ 천천히 심호흡하며 향을 즐긴다.

> point 장시간 목욕을 하기 어려운 사람은 수욕, 족욕을 추천한다. 따뜻한 물을 받은 대야에 에센셜 오일을 2~3방울 떨어뜨리고 잘 섞어서 사용한다.

그 외의 증상에 이용하기

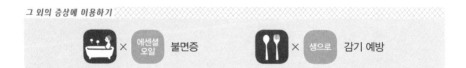

격렬한 활동을 하거나 혈액의 흐름이 나빠지면 몸속에 피로물질과 노폐물이 쌓이게 된다. 이로 인해 근육과 신경이 쇠퇴해 신체에 질병을 일으킨다. 긴장을 풀어주는 허브로 몸과 마음을 편안하게 하고 혈액순환을 좋게 만들어 피로가 쌓이지 않은 몸을 만들자.

근육통 · 어깨 결림 | 눈의 피로 | 무기력 | 피로 | 두통 · 편두통

chapter 2

피로 · 두통

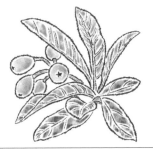

근육통 · 어깨 결림

근육통, 어깨 결림은 체내에 피로물질이 쌓여서 생긴다. 식물의 힘을 이용해 피로
물질을 체외로 배출하자.

피로 해소, 미용에 좋은 **히비스커스**

히비스커스Hibiscus는 열대와 아열대 지역을 상징하는 꽃으로 인기가 높다.
유사한 종의 식물이 수백 종에 이르며 여름에 흔히 볼 수 있는 '무궁화'도
그중 하나다. 그리스 로마 시대부터 허브티로 사용해온 히비스커스는 주
로 로젤종의 꽃받침 부분을 건조하여 마셨다. 강렬한 산미와 선명한 붉은
빛이 특징이다.

　히비스커스 티에는 사과산, 히비스커스산이라는 식물산, 구연산, 철, 칼
륨 등의 무기질이 다량 함유되어 있어 에너지대사와 신진대사를 활성화
시키며 피로물질을 체외로 배출하도록 돕는다. 근육통과 어깨 결림, 피로
를 해소하는 데 매우 효과적이다. 더욱이 펙틴과 점액질의 정장整腸(장을
깨끗하게 함) 작용으로 변비 해소에 도움이 된다.

　히비스커스는 미용 효과가 뛰어난 식물로 인
기가 높다. 비타민C가 풍부한 로즈힙과 찰떡
궁합으로 블렌딩해서 마시면 좋다.

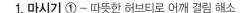

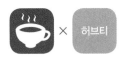

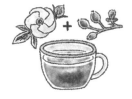

1. 마시기 ① – 따뜻한 허브티로 어깨 결림 해소

① 찻주전자와 컵에 뜨거운 물을 넣어 따뜻하게 데운다. 따뜻하게 데워지면 물을 버린다.

② 찻주전자에 티스푼으로 한 스푼 분량의 허브를 넣고 뜨거운 물을 부은 다음, 뚜껑을 덮고 약 3분간 성분을 추출한다.

③ 찻주전자를 흔들어 차의 농도를 고르게 한 다음, 찻잔에 마지막 한 방울까지 따른다. 하루에 3잔 정도 시간 간격을 두고 마신다.

> (point) 비타민C가 풍부한 로즈힙과 블렌딩하면 좋다. 단맛을 원한다면 꿀을 첨가한다.

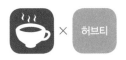

2. 마시기 ② – 탄산수를 섞어 운동 후 피로 해소

얼음을 컵에 넣고, 진하게 내린 허브티를 탄산수에 섞는다. 운동 후 피로 해소 음료수로 마신다.

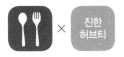

3. 먹기 – 히비스커스 젤리로 피로 풀기

진하게 내린 히비스커스티를 만들어 불린 젤라틴과 꿀을 더해 섞는다. 레몬즙을 추가한다. 냉장고에 차갑게 굳히면 완성이다.

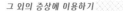

 × 부종   × 변비

체온을 높여주는 최고의 향신료 **생강**

생강은 생강과의 식물로 원산지는 인도에서 말레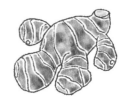
이반도로 걸쳐진 남아시아 지역이다. 현재는 전
세계에서 재배되고 있으며, 일반적으로 식용으로
이용하는 부분은 주로 뿌리와 줄기다.

생강은 주로 향신료로 이용되며 고기나 생선의 비린내를 제거하고 항
균 작용을 한다. 초밥이나 생선회를 먹을 때 함께 나오는 생강절임 역시
생선의 비린내를 잡고 식중독을 예방하는 데 사용한다.

독특한 향은 진저베렌이라는 성분과 관련되어 있다. 한편 매운맛은 쇼
가올과 진저롤이라는 성분 때문이다. 이러한 성분에는 혈관을 확장시켜
혈액순환을 촉진시키고, 혈액순환 불량으로 인한 어깨 결림 완화에 효과
적이다.

혈액순환이 개선되면 체온이 오르고, 땀 배출이 촉진되기 때문에 냉증
개선과 감기 증상 완화에도 도움이 된다. 또한 노폐물 배출을 촉진시켜
부종을 해소한다. 혈류의 흐름이 좋아지면 위장이 튼튼해지므로 감기 때
문에 식욕이 없거나 소화가 잘 되지 않을 때 생강을 섭취하면 좋다. 그 외
에 항염증 작용, 진통 작용이 뛰어나 관절염 완화에도 효과적이다.

생강즙이나 말린 생강을 넣은 생강홍차는 마시기 쉽고, 흑설탕과도 잘
어울린다.

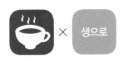

1. 마시기 – 생강홍차로 몸을 따뜻하게

① 생강 20g을 껍질째 갈아 생강즙을 만든다.

② 한 컵 분량의 홍차를 만든다.

③ 홍차에 ①에서 만든 생강즙을 1작은술 정도 넣는다.

(point) 매운맛이 싫은 경우, 흑설탕이나 꿀을 첨가하면 훨씬 마시기 쉽다.

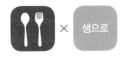

2. 먹기 – 생강젤리로 딱딱하게 굳은 근육을 부드럽게

냄비에 채 썬 생강 한 편과 물 250ml, 흑설탕, 꿀을 적정량 넣어 데운다. 불을 끄고 젤라틴 1큰술을 넣어 녹인다. 용기에 담아 냉장고에 넣어 차갑게 식혀 굳힌다.

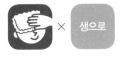

3. 찜질하기 –어깨 결림, 염증에 생강찜질

따뜻한 물을 담은 대야에 생강즙을 넣는다. 수건을 적셨다가 적당히 짠 후 찜질한다. 어깨 결림을 완화할 뿐만 아니라 염증이 생긴 피부에도 매우 효과적이다.

그 외의 증상에 이용하기

몸과 마음의 피로를 풀어주는 **가시오갈피**

깊은 산에서 자라는 관목으로 초봄에 산나물로 먹거나 시골에서는 울타리로 사용하는 등 일본에서도 오래 전부터 친숙한 나무다. 일본 홋카이도 일부 지역과 한국, 극동 러시아, 중국 북부에 분포하는 가시오갈피는 시베리아 인삼이라고도 불린다. 가시오갈피의 뿌리나 뿌리줄기는 자오가刺五加라고도 부른다.

중국에서는 기氣를 높여주는 식물로, 홋카이도에 거주했던 아이누족 사이에서는 신성한 식물로 중요하게 여겨왔다. 가시오갈피에는 비타민과 무기질을 비롯한 다채로운 영양소가 뿌리, 줄기, 가지, 잎 전체에 함유되어 있다.

일본에서는 가시오갈피처럼 면역기능을 뒷받침하며 육체적 피로 등의 스트레스에 대한 저항력을 높이는 기능을 하는 허브를 '아답트겐adaptgen(적응을 촉진한다는 의미)'이라 부른다. 가시오갈피와 같은 두릅나뭇과 식물인 인삼도 그중 하나로, 두 가지 모두 자양강장제로 알려져 육체적·정신적 스트레스에 대한 저항력을 높인다고 알려져 있다.

가시오갈피에는 혈관을 확장시켜 혈액순환을 촉진하는 성분이 함유되어 있어 혈액순환 불량으로 인한 어깨 결림이나 냉증 완화에 효과적이다.

가시오갈피는 아로마 목욕이나 찜질로 활용해도 좋다. 혈액순환이 좋아져 위장 기능이 개선되고, 식욕부진이나 소화불량에도 도움이 되며, 동맥경화 등 생활습관병을 예방하고, 갱년기장애 개선에도 매우 효과적이다.

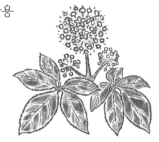

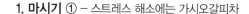

 ×

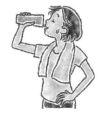

1. 마시기 ① – 스트레스 해소에는 가시오갈피차

① 찻주전자와 컵에 뜨거운 물을 넣어 따뜻하게 데운다. 따뜻하게 데워지면 물을 버린다.

② 찻주전자에 티스푼으로 한 스푼 분량의 허브를 넣고 뜨거운 물을 부은 다음, 뚜껑을 덮고 약 3분간 성분을 추출한다.

③ 찻주전자를 흔들어 차의 농도를 고르게 한 다음, 찻잔에 마지막 한 방울까지 따른다. 하루에 3잔 정도 시간 간격을 두고 마신다.

> (point) 운동 후에 섭취하면 피로 해소에 효과적이다. 스트레스 완화, 집중력 향상 등 정신적 안정에도 좋다.

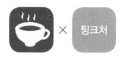

2. 마시기 ② – 피로 해소에는 가시오갈피 팅크처

밀폐 유리용기에 허브와 증류주를 넣고 2~4주 정도 추출한다. 팅크처는 차가운 물이나 따뜻한 물, 허브티에 적정량 넣어 마신다.

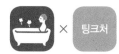

3. 목욕하기 – 가시오갈피 목욕으로 혈액순환 촉진

밀폐 유리용기에 허브와 증류주를 넣고 2~4주 정도 추출한다. 따뜻한 물을 받은 욕조에 팅크처를 50ml 정도 넣고, 잘 섞은 후 천천히 욕조에 들어간다.

그 외의 증상에 이용하기

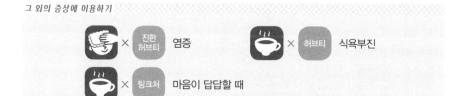

염증   식욕부진

마음이 답답할 때

다양한 효능으로 활용도 다양한 **비파나무**

초여름 과일로 친숙한 비파나무는 잎과 씨앗 부분에 다양한 성분이 함유
되어 있어 오래 전부터 귀하게 여겨왔다. 비파나무의 잎에 들어 있는 타
닌, 아미그달린, 구연산 등의 성분은 심신의 피로
해소, 땀띠나 습진 같은 피부 트러블 개선, 생활
습관병 예방 등 다양한 작용을 한다. 소염, 진통,
기침 완화, 가래 제거에도 효과적이다.

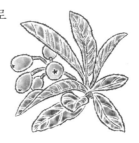

    허브티나 팅크처는 마시는 것 이외에 입욕제
로도 사용한다.

추천하는 활용법

 ×

(point) 팅크처는 갈색 유리병에 옮
겨 담아 서늘하고 그늘진 장
소에 보관한다.

1. **목욕하기** – 팅크처를 입욕제로 추천

① 밀폐 유리용기에 허브를 용기의 1/4 정도 넣는다. 보드카나
　소주 등의 증류주를 용기의 80% 정도까지 붓고 잘 섞는다.

② 반드시 뚜껑을 닫은 후 서늘하고 그늘진 장소에서 2~4주 정
　도 보관한다. 이후 허브를 키친타월, 거즈, 차 거름망 등에 거
　른다.

③ 따뜻한 물을 받은 욕조에 팅크처를 50ml 정도 넣는다. 잘 섞
　은 후 천천히 욕조에 들어간다.

그 외의 증상에 이용하기

 × 진한 허브티　거칠어진 피부　　　 × 허브티　기침

긴장으로 피로한 몸과 마음을 치유하는 **프랑킨센스**

프랑킨센스Frankincense 나무에서 채취한 나뭇진을 유향수지, 향유라고 부른다. 고대 이집트를 비롯한 다양한 지역에서 종교의식에 사용해왔다. 나뭇진을 수증기증류법으로 추출한 에센셜 오일은 분노나 불안 같은 심리적 동요를 진정시키는 작용이 뛰어나다. 심호흡을 유도하여 몸과 마음을 안정시키는 등 피로 해소에 도움이 된다.

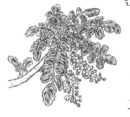

그 외에 프랑킨센스에 들어 있는 진통 성분은 근육통이나 어깨 결림을 완화하는 데 매우 효과적이다. 아로마 마사지로 심신의 피로와 통증을 완화시켜보자.

추천하는 활용법

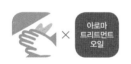

1. 바르기 – 목욕 후 마사지로 심신의 피로를 치유

① 캐리어 오일을 비커 등의 용기에 넣는다.

② ①에 에센셜 오일을 넣는다. 바디용은 1% 이하, 얼굴용은 0.5% 이하로 희석한다(에센셜 오일 한 방울은 0.05ml).

③ 증상이 나타난 부위에 바르거나 마사지한다.

(point) 보관할 때는 갈색 유리병에 옮겨 담아 1~2개월 이내에 사용한다.

그 외의 증상에 이용하기

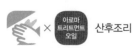 산후조리

깊은 호흡을 도와주는 샌들우드

샌들우드Sandalwood는 인도와 인도네시아 등 아
시아 열대지역에서 자라는 나무로 인도에서
는 '시원함을 부르는 나무'라고도 불린다. 일
본에서는 오래 전부터 '백단'이라 부르며 향
수 원료로 사용해왔다. 인도의 전통의학인 아
유르베다에서도 중요하게 여기는 식물이다.

　중국에서는 '백단향은 떡잎 때부터 향기롭다'는 속담이 있는데 '될 성
부른 나무는 떡잎부터 알아본다'라는 의미다. 백단향은 샌들우드의 중국
식 이름으로 발아 단계에서부터 향기를 풍긴다고 하여 생긴 속담이다.

　샌들우드 에센셜 오일은 심호흡을 돕는 향으로, 명상이나 호흡수련을
할 때 사용한다고 알려져 있듯이 향이 심신을 이완시킨다. 흥분을 가라앉
히고, 마음을 차분하게 다스리고 싶을 때 사용하면 효과적이다. 혈액순환
을 촉진해 심신을 이완시킬 뿐 아니라 아로마 목욕, 아로마 마사지, 찜질
팩으로 활용하면 딱딱하게 굳은 근육을 부드럽게 풀어주고 어깨 결림이
나 근육통을 완화하는 데에도 매우 효과적이다.

　샌들우드에 들어 있는 항균, 항염증 성분이 피부를 부드럽게 만들기 때
문에 화장품 원료로도 사용한다. 최근에는 모발에 윤기와 탄력을 준다고
해서 샴푸 등 헤어 용품에도 사용한다.

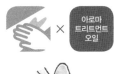

1. 바르기 – 마사지로 근육통 완화

① 캐리어 오일을 비커 등의 용기에 넣는다.

② ①에 에센셜 오일을 넣는다. 바디용은 1% 이하, 얼굴용은 0.5% 이하로 희석한다(에센셜 오일 한 방울은 0.05ml).

③ 증상이 나타난 부위에 바르거나 마사지한다.

point 보관할 때는 갈색 유리병에 담아 1~2개월 이내에 사용한다. 향이 오랫동안 남기 때문에 옷에 냄새가 배지 않도록 주의한다.

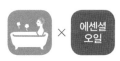

2. 목욕하기 – 아로마 목욕으로 피로 해소

욕조에 에센셜 오일을 3~5방울 떨어뜨려 잘 섞어준 다음 욕조에 들어가 천천히 심호흡하며 향을 즐긴다.

3. 향 즐기기 – 깊은 호흡으로 휴식하기

컵에 뜨거운 물을 붓고 에센셜 오일을 한 방울 떨어뜨려 수증기와 함께 향을 마신다.

 냉증   피부 미용

눈의 피로

컴퓨터나 스마트폰을 늘 사용하는 현대인의 눈은 항상 피곤하다. 우리 주변에서 쉽게 구할 수 있는 채소, 과일, 허브 섭취로 확실하게 관리해보자.

풍부한 영양소와 약초의 효능을 겸비한 브로콜리

샐러드에서 볶음까지 다양한 요리에 사용되는 브로콜리는 식탁에서 자주 볼 수 있는 친근한 채소다. 일본에서의 역사는 비교적 짧은데, 19세기 중반에 들어왔지만 쉽게 상하는 탓에 널리 보급되지 않다가 가정에 냉장고가 보급되기 시작한 1965년 이후부터 대중에 알려졌다.

브로콜리는 눈을 보호하는 루테인 성분을 다량 함유한 채소 중 하나로 눈의 피로, 노화로 인한 백내장, 황반변성 예방에 효과적이다. 건강에 좋은 성분들이 풍부할 뿐만 아니라 맛이 강하지 않기 때문에 다양한 요리에 활용되고 있다.

비타민C의 함유량은 채소 중에서도 높은 편에 속한다. 그 외에 비타민E, 베타카로틴, 엽산, 클로로필(엽록소)이 함유되어 있어 미용이나 감기 예방에 좋다. 더욱이 설포라판, 이소티오시아네이트 등 암 예방에 좋은 성분도 들어 있다.

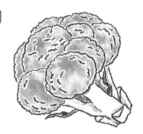

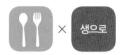

1. 먹기 ① – 찌거나 데쳐서 샐러드로

① 브로콜리를 물에 씻은 후 칼을 사용해 꽃송이에 달린 작은 줄기를 잘라내어 크기를 비슷하게 만든다.

② 찜기에 깊이 1cm 정도의 물과 소금 한 꼬집을 넣는다.

③ 브로콜리를 넣고 뚜껑을 덮은 다음 중불에 둔다. 끓어오르면 불을 끄고 2~3분 찐다. 물기를 뺀 브로콜리를 샐러드용으로 이용한다.

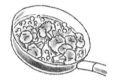

point 찌거나 데칠 때는 물을 적게 사용해야 브로콜리에 함유되어 있는 수용성 비타민C의 손실을 줄일 수 있다.

2. 먹기 ② – 눈의 피로에 좋은 마요네즈 무침

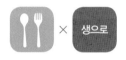

삶은 브로콜리를 삶은 달걀, 머스터드, 마요네즈로 무친다. 마요네즈의 기름이 눈의 피로 해소에 도움이 되는 성분의 체내 흡수율을 높인다.

3. 먹기 ③ – 비타민C가 풍부한 줄기도 섭취

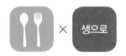

브로콜리의 줄기를 가늘고 둥글게 썰어서 삶는다. 물기를 제거한 다음 소금, 후추, 고추기름, 참기름, 굴소스를 더해 자차이(중국식 장아찌)처럼 만든다.

그 외의 증상에 이용하기

 감기 예방   피부 미용

토핑용 과일, 잼 등 다양한 방법으로 섭취하는 블루베리는 눈에 좋은 과일로 잘 알려져 있다. 망막에 빛을 전달하는 로돕신을 활성화시키는 안토시아닌(폴리페놀의 일종) 성분이 다량 함유되어 있기 때문이다. 또한 안토시아닌의 강력한 항산화 작용은 노화의 진행을 빠르게 하는 활성산소를 제거하는 데 효과가 있다. 당뇨병, 고혈압 등 생활습관병을 예방하는 것으로도 크게 주목받고 있다.

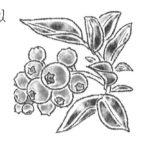

추천하는 활용법

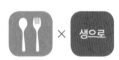

point 빵에 바르거나 요거트에 넣는 등 기호에 따라 먹는다. 달콤하게 잘 익은 열매를 사용하면 설탕의 양을 줄일 수 있다.

1. 먹기 – 눈 건강에 좋은 잼

① 블루베리 200g을 씻은 후 물기를 제거한다. 냉동인 경우 30분 정도 실온에서 해동한다. 냄비에 넣고 불을 켠다.

② 타지 않게 잘 젓다가 블루베리가 끓기 시작하면 설탕 80g을 조금씩 첨가한다. 설탕의 양은 맛을 봐가며 기호에 맞춰 조절한다.

③ 레몬즙 1큰술을 더한 다음 타지 않게 잘 저어가며 10분 정도 졸인다. 불을 끄고 뜨거운 상태에서 소독한 유리병에 옮겨 담는다.

그 외의 증상에 이용하기

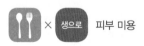 피부 미용

눈의 긴장을 완화하는 라벤더

휴식에 도움을 주는 라벤더는 피로해진 교감신경을 진정시키는 아세트산 리날릴을 풍부하게 함유하고 있어 스트레스나 어깨 결림, 그로 인한 두통을 완화시킨다.

눈의 피로가 느껴질 때는 라벤더 온찜질을 하면 좋다. 눈 근육의 긴장을 부드럽게 하고 피로를 풀어주는 데 효과적이다.

추천하는 활용법

 ×

1. 찜질하기 – 찜질로 눈의 근육 풀어주기

① 끓는 물에 티스푼으로 2~3스푼 분량의 허브를 넣는다.

② 뚜껑을 덮고 약 5분 정도 성분을 추출한다. 완성된 추출액을 걸러 볼에 담은 후 수건을 적신다.

③ 흠뻑 적신 손수건이나 수건을 적당히 짠 후 증상이 나타난 부분에 갖다 댄다. 비닐랩이나 마른 수건을 찜질 위에 덮으면 열이 오랫동안 지속된다.

눈 건강에 좋은 아이브라이트

서아시아와 유럽이 원산지인 아이브라이트Eyebright는 '눈을 밝게 한다'는 이름 그대로 오래 전부터 다양한 눈의 증상에 사용해왔다. 항염증·수렴 작용으로 시력저하 방지, 눈의 피로 해소, 알레르기로 인한 염증 완화에 효과적이다. 눈에 가려움증이 있을 때 아이브라이트를 우린 물로 눈을 씻으면 증상이 가라앉는다. 눈을 많이 혹사하는 사람들에게 추천하는 허브다.

추천하는 활용법

 X

1. 찜질하기 – 찜질로 혈액순환 개선
끓는 물에 허브를 넣어 추출한 다음, 추출액을 수건에 적셨다가 적당히 짠 후 찜질한다.

 X

2. 마시기 – 허브티로 지친 눈의 피로 해소
따뜻하게 데운 찻잔에 티스푼으로 한 스푼 분량의 허브를 넣고 뜨거운 물을 부은 다음, 뚜껑을 덮고 약 3분간 기다린다. 하루에 3잔 정도, 시간 간격을 두고 마신다.

무기력

'무기력'은 몸이 보내는 신호다. 단순한 기력의 문제라고 방치하지 말고 몸의 소리에 귀를 기울이며 몸과 마음에 좋은 영양소를 섭취해보자.

보기도 좋고 먹기도 좋은 **파프리카**

화려한 색깔로 요리를 멋스럽게 장식하는 파프리카는 영양 면에서도 매우 뛰어난 채소다. 비타민C와 비타민E 함유량이 높은데 특히 빨간색 파프리카는 여러 채소 중에서도 단연 최고 수준이다. 또한 플라보노이드와 카로티노이드 성분도 풍부해 미용에도 좋은 채소다.

파프리카는 무기력한 증상에 매우 효과적이라고 알려지면서 주목받고 있다. '비타민 에이스'라고도 불리는 비타민A, C, E가 골고루 들어 있기 때문이다. 세 종류의 비타민을 동시에 섭취할 수 있고, 상호작용이 뛰어나 스트레스에 강하다고 알려져 있다. 평소 식단에서 파프리카를 자주 섭취하여 무기력과는 거리가 멀어지도록 하자.

참고로 파프리카는 지용성 비타민을 대량 함유하고 있기 때문에 오일과 함께 섭취하면 체내 흡수율이 더욱 높아진다. 불을 사용해 조리하는 방법도 추천한다. 열을 가하면 색감이 더욱 선명해져 보기에도 좋고 건강에도 좋다.

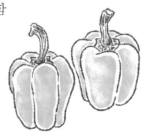

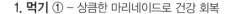

 ×

1. 먹기 ① – 상큼한 마리네이드로 건강 회복

① 파프리카 4개를 겉면이 까맣게 탈 때까지 오븐이나 프라이팬에서 구운 다음 냄비로 옮겨 담아 20분 이상 찐다.

② 흐르는 냉수에 껍질을 벗기고 꼭지와 씨앗을 제거한 다음 가늘게 채 썬다.

③ 올리브 오일, 이탈리아 파슬리, 소금, 후추를 더하며 간을 맞춘다.

> (point) 파프리카는 빨간색과 노란색을 절반씩 사용하면 색감이 더욱 좋다. 식물성 기름을 넣으면 지용성 카로티노이드 색소나 비타민C를 듬뿍 섭취할 수 있다.

 ×

2. 먹기 ② – 파프리카를 조미료로

당근을 채 썬 다음 시중에서 판매하는 파프리카 파우더, 와인 식초, 꿀, 머스터드와 섞는다. 원하는 만큼 올리브 오일을 두르면 완성이다.

 ×

3. 마시기 – 자몽과 함께 비타민C 강화

빨간색 파프리카 1/2개와 자몽 1개를 얼음과 함께 믹서에 갈아 스무디로 만든다. 자몽이 비타민C의 효과를 높여준다.

 × 피부 미용

머리가 개운해지는 스피어민트

일본에서는 페퍼민트가 가장 익숙하지만 유럽과
미국에서는 스피어민트Spearmint가 가장 대중적이
다. l-카르본을 주축으로 한 스피어민트의 방향
성분은 독특한 청량감을 내뿜는다. 머리를 개운
하게 해주는 효과가 있어 무기력함이 느껴질 때
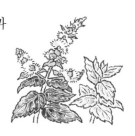
사용하면 몸과 마음이 상쾌하게 재충전되는 느낌을 맛볼 수 있다.
　페퍼민트보다 달콤한 향이 특징이며 과식이나 과음으로 인한 소화기
계통 증상, 두통, 숙취 해소에 효과적이다.

추천하는 활용법

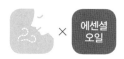

1. 향 즐기기 – 상쾌한 향으로 기분 전환
① 유리병에 무수에탄올을 10ml 넣는다.
② ①의 용기에 에센셜 오일을 15~20방울 더한다.
③ 정제수를 40ml 더한 후 잘 흔들어서 룸 스프레이로 사용한다.

(point) 냄새 제거 효과가 있어 방이
나 현관 냄새 제거용으로 사
용해도 좋다.

그 외의 증상에 이용하기

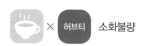 소화불량

다양한 요리와 디저트에 사용하는 자몽은 구연산의 신맛과 나린진의 쓴맛이 특징이다. 식욕 조절, 피로 해소에 매우 효과적인 과일이다. 껍질에서 추출한 에센셜 오일에는 분노와 불안을 제거하는 효능이 있어 의기소침하고 무기력함이 느껴질 때 사용하면 기분을 전환하는 데 도움이 된다. 자꾸 단것이 당기거나 과식을 할 것 같을 때 식욕을 억제하는 역할도 한다.

추천하는 활용법

1. **목욕하기** – 향기로 무기력함 해소

① 따뜻한 물을 받은 욕조에 에센셜 오일을 3~5방울 떨어뜨린다(욕조의 크기에 따라 조절한다).
② 에센셜 오일이 물 전체에 퍼지도록 잘 섞어준 다음 욕조에 들어간다.
③ 천천히 심호흡하며 향을 즐긴다.

그 외의 증상에 이용하기

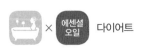 다이어트

몸과 마음의 충전을 도와주는 **티트리**

오스트레일리아가 원산지인 티트리로 만든 에센셜 오일은 항균, 살균, 항바이러스 작용이 뛰어나 오래 전부터 면역력을 높이는 데 사용해왔다. 근육통을 완화하며, 정신을 안정시키고 기분을 밝게 고양시키는 효과가 있으니 몸과 마음의 무기력함이 느껴질 때 사용하면 좋다. 공기를 상쾌하게 정화하는 효과도 있으므로 몸과 마음의 충전이 필요할 때 사용하면 도움이 된다.

추천하는 활용법

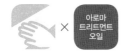

1. **바르기** – 마사지로 몸과 마음을 치유하기
① 캐리어 오일을 비커 등의 용기에 넣는다.
② ①에 에센셜 오일을 넣는다. 바디용은 1% 이하, 얼굴용은 0.5% 이하로 희석한다(에센셜 오일 한 방울은 0.05ml).
③ 증상이 나타난 부위에 바르거나 마사지한다.

그 외의 증상에 이용하기

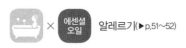 알레르기(▶p.51~52)

피로

매일같이 느끼는 피로는 육체뿐만 아니라 정신적인 데서 오는 경우도 많다. 식물의 약효 성분을 활용해 피로를 풀어보자.

매콤한 자극으로 몸과 마음을 활성화하는 **블랙페퍼**

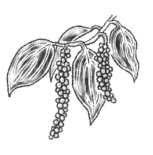

향신료로 자주 사용되는 블랙페퍼Black Pepper는 덜 익은 후추를 수확하여 껍질째 건조시킨 것으로, 같은 방식으로 채취하여 향신료로 사용하는 화이트페퍼보다 매콤한 풍미를 즐길 수 있다.

블랙페퍼는 몸의 증상을 조절하는 허브로 알려져 있으며, 인도와 중국에서는 오래 전부터 질병 치료에 사용해왔다. 특히 위장을 활발하게 운동시켜서 소화기 계통의 문제가 생겼을 때 많이 사용한다. 또한 체온을 높여주는 역할도 하기 때문에 냉증, 어깨 결림, 요통, 근육통 완화에도 매우 효과적이다.

감성을 예민하게 해서 무기력하거나 나약해졌을 때처럼 정신적 피로를 느낄 때 매우 도움이 된다. 요리의 풍미를 더할 뿐만 아니라 다른 허브와 혼합하여 차로 즐기기도 한다.

×

1. 마시기 ① – 블랙페퍼 우유로 혈액순환 촉진

① 우유 200ml를 내열성 컵에 따른다.

② 끓어 오른 냄비에 ①을 넣어 중탕으로 데운다.

③ 블랙페퍼를 한 꼬집 정도 뿌린다.

(point) 블랙페퍼의 피페린 성분은 피부 보습력을 향상시켜준다.

 ×

2. 마시기 ② – 다른 허브와 섞어 마음의 피로 풀기

로즈메리, 블랙페퍼, 페퍼민트를 찻주전자에 3:2:1의 비율로 넣고 뜨거운 물을 부은 다음, 뚜껑을 덮고 약 3분간 기다렸다가 따라 마신다.

 ×

3. 마시기 ③ – 토마토 주스에 넣어 위장을 튼튼하게

토마토 주스에 블랙페퍼를 첨가하면 맛에 변화가 생겨 더욱 맛있는 주스를 즐길 수 있다.

 × 냉증   × 어깨 결림

 식욕부진

상큼한 맛과 향으로 피로를 풀어주는 레몬

상큼한 산미와 향이 특징인 레몬은 다양한 요리에 풍미를 더하는 양념으로 사용한다. 비타민C의 보고로 알려져 있으며 구연산, 플라보노이드, 리모넨 등 몸에 활력을 불어넣는 다양한 유효 성분들을 함유하고 있다.

만능과일이라 불리는 레몬은 피로 해소에도 효과 만점이다. 강한 신맛을 내는 구연산은 피로물질인 유산을 분해하는 작용을 한다. 한편 육체적 피로뿐 아니라 정신적 피로 해소에도 도움이 되며, 레몬 향은 집중력을 높이고 생체리듬을 조절하는 데에도 매우 효과적이다.

추천하는 활용법

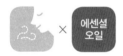

1. 향 즐기기 – 상쾌한 향으로 두뇌 재충전

① 유리병에 무수에탄올을 10ml 넣는다.

② ①에 에센셜 오일을 15~20방울 더한다.

③ 정제수를 40ml 더한 후 잘 흔들어서 용기에 담아 룸 스프레이로 사용한다.

(point) 냄새 제거 효과가 있어 방이나 현관 냄새 제거용으로 사용해도 좋다.

그 외의 증상에 이용하기

 냄새 제거(▶p.228~229)

살균과 해독 작용이 뛰어난 약초 **얼룩조릿대**

일본의 산림에 넓게 분포되어 있는 얼룩조릿대는 볏과 식물로 관상용이
나 정원수로도 많이 심지만 살균·방부제 효능이 뛰어나 식품을 보관하
는 데에도 사용한다. 자율신경의 균형을 조절하고, 혈액순환을 개선하며,
피로 해소에 도움이 된다. 또한 해독수로 통할 만큼 간의 피로를 푸는 데
에도 효과적이다. 위염, 구내염, 타박상 등의 손상을 완화시켜 오래 전부
터 귀하게 사용해왔다.

추천하는 활용법

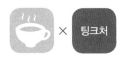

1. 마시기 – 지친 몸을 치유
밀폐 유리용기에 허브와 증류주를 넣고 2~4주 정도 추출한다.
팅크처는 찬물, 따뜻한 물, 허브티에 적정량 넣어 마신다.

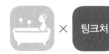

2. 목욕하기 – 더 건강해지는 팅크처 목욕
밀폐 유리용기에 허브와 증류주를 넣고 2~4주 정도 추출한다.
따뜻한 물을 받은 욕조에 팅크처를 50ml 정도 넣고, 잘 섞은 후
천천히 욕조에 들어간다.

소나무는 유럽에서부터 아시아에 걸쳐 폭넓게 분포되어 있다. 솔잎에서
추출한 에센셜 오일은 고대 이집트나 그리스에서 기관지염, 폐렴, 결핵 등
호흡기 계통의 증상을 개선하는 데 이용해왔다. 솔잎의 성분에 마음의 균
형을 조절해주는 효과가 있어 스트레스 해소에도 탁월하다. 에센셜 오일
을 활용한 방향욕을 추천한다.

추천하는 활용법

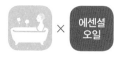

1. 목욕하기 – 아로마 목욕으로 피로 해소
① 따뜻한 물을 받은 욕조에 에센셜 오일을 3~5방울 떨어뜨린
다(욕조의 크기에 따라 조절한다).
② 에센셜 오일이 물 전체에 퍼지도록 잘 섞어준 다음 욕조에 들
어간다.
③ 천천히 심호흡하며 향을 즐긴다.

그 외의 증상에 이용하기

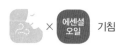 기침

두통 · 편두통

두통은 긴장과 눈의 피로, 머리 쪽의 혈류 부조화 등 다양한 원인에 의해 나타난
다. 두통을 완화하는 데에는 진통, 휴식 효과가 있는 허브를 추천한다.

오래 전부터 편두통에 사용해온 **피버퓨**

발칸반도가 원산지인 피버퓨Feverfew는 동부 유럽에서 남서부 아시아, 북
미까지 폭넓게 분포되어 있다. 독특한 향을 풍기는 다년생식물로 옛날부
터 사람들은 피버퓨가 공기를 정화시키고 부정을 없애준다고 믿었다.

고대 그리스 시대부터 열을 내리고 편두통을 완화시키는 데 오랫동안
애용해왔다. 1980년대에 들어서면서 본격적으로 성분 연구를 시작했다.
그 결과 파르테놀리드, 류코트리엔, 트롬복산 등의 성분이 뇌혈관에 작용
해 편두통과 그로 인한 광선과민증, 멀미 등을 완화시킨다고 보고했다.
또한 긴장성 두통, 관절통, 생리통 등 다양한 통증을 완화시키고 최근에
는 탈모 예방에도 효과적이라고 알려졌다.

뛰어난 진통 · 소염 작용 덕분에 '기적의 아
스피린'이라고도 불리는 피버퓨는 통증이 있
을 때 잎을 씹어 먹는 방법도 있지만 허브티
나 영양제로 복용하는 방법이 일반적이다.

×

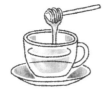

1. 마시기 ① – 두통에 효과 좋은 허브티

① 찻주전자와 컵에 뜨거운 물을 넣어 따뜻하게 데운다. 따뜻하게 데워지면 물을 버린다.

② 찻주전자에 티스푼으로 한 스푼 분량의 허브를 넣고 뜨거운 물을 부은 다음, 뚜껑을 덮고 약 3분간 성분을 추출한다.

③ 찻주전자를 흔들어 차의 농도를 고르게 한 다음, 찻잔에 마지막 한 방울까지 따른다. 하루에 3잔 정도 시간 간격을 두고 마신다.

(point) 떫은맛이 느껴질 경우에는 꿀을 넣어 마시면 좋다.

 ×

2. 마시기 ② – 팅크처로 즐기기

밀폐 유리용기에 허브와 증류주를 넣고 2~4주 정도 추출한다. 팅크처는 찬물, 따뜻한 물, 허브티에 적정량 넣어 마신다.

 ×

3. 목욕하기 – 혈액순환을 촉진

밀폐 유리용기에 허브와 증류주를 넣고 2~4주 정도 추출한다. 따뜻한 물을 받은 욕조에 팅크처를 50ml 정도 넣고, 잘 섞은 후 천천히 욕조에 들어간다.

 × 관절염   × 알레르기

 × 생리통

붉은색 오일이 통증을 완화하는 **세인트존스워트**

세인트존스워트St. John's wort는 여러해살이식물로 6월의 세례자 요한의 탄생일인 '세인트 존슨의 날' 무렵에 수확한다고 해서 붙여진 이름이다. 노란 꽃의 검은색 점들이 빨간 색소를 가졌기 때문에 인퓨즈드 오일로 만들면 붉은색 오일이 완성된다. 이 색소에 포함된 트리테르펜과 플라보노이드 성분이 상호작용을 일으켜 염증을 억제하고 통증을 완화시킨다. 그래서 예전부터 신경통, 상처, 타박상 등에 사용해왔다. 최근에는 항우울 효과가 있는 것으로 밝혀져 관심이 높아지고 있다.

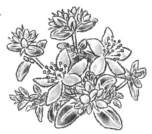

추천하는 활용법

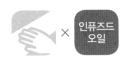

(point) 인퓨즈드 오일은 갈색 유리병에 옮겨 보관하고, 1~2개월 이내에 사용한다.

1. 바르기 – 인퓨즈드 오일로 통증 완화

① 밀폐 유리용기에 허브를 용기의 1/3 정도 넣고, 마카데미아너트 오일처럼 쉽게 산화되지 않는 캐리어 오일을 용기의 80% 정도까지 붓는다.

② 반드시 뚜껑을 닫은 후 햇볕이 잘 드는 장소(강한 직사광선은 피한다)에서 2~4주 정도 보관한다. 이후 키친타월이나 거즈로 인퓨즈드 오일을 거른다.

③ 인퓨즈드 오일을 증상이 나타난 부위에 바른다.

그 외의 증상에 이용하기

 × 허브티 우울증(▶p.121~122)

 상처

우울한 날들이 계속되거나 좋지 않은 일이 생기면 늦게까지 잠들지 못하고 집중력과 의욕도 떨어진다. 이러한 마음의 병은 자연스럽게 육체적 증상으로 나타난다. 심신을 편안하게 유도하는 허브의 힘으로 마음을 재충전해보자.

정서 불안정 | 스트레스 | 불면증 | 자기부정 | 우울증

chapter 3

마음의 병

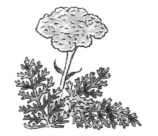

정서 불안정

기분을 가라앉히거나 짜증을 완화시켜 마음을 건강하게 지켜주는 허브가 있다. 적절히 섭취하여 마음을 조절해보자.

여성호르몬의 균형을 조절하는 **사프란**

파에야나 부야베스 등 서양요리에서 선명한 색감을 내는 데 이용하는 사프란Saffron은 19세기 말(에도시대 말기)에 일본에 들어와 여성에게 자주 나타나는 증상을 완화하는 데 사용되었다.

　주로 사용하는 사프란의 암꽃술 부분에는 색소 성분인 크로신이 함유되어 있는데 카로티노이드(자연에서 발견되는 빨강, 노랑, 주황 색소의 총칭)계로서는 드물게 수용성이다. 찬물이나 따뜻한 물에 넣으면 노랗게 변한다. 참고로 사프란의 암꽃술은 꽃 한 송이에서 2~3개 정도밖에 채취할 수 없기 때문에 고가의 허브이자 향신료다. 사프란 1~2개에 루이보스나 엘더플라워, 저먼 캐모마일 등을 섞어서 마시면 더욱 맛있게 즐길 수 있다.

　사프란은 호르몬 균형을 조절하고 자율신경을 조절하여 불안정한 마음을 다스리는 데 효과적이다. 또한 진정·진통 효과가 있고, 생리를 원활하게 해 생리통이나 생리전증후군(PMS) 등 주로 여성에게 나타나는 질병이나 갱년기장애 증상을 완화시킨다.

×

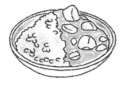

1. **먹기** ① – 선명한 빛깔이 일품인 사프란라이스

① 냄비에 물을 넣고 불을 붙여 데운다. 사프란을 넣고 미지근한 물이 노란색으로 바뀔 때까지 추출한다.

② 밥솥에 깨끗이 씻은 쌀과 샤프란 추출물을 넣고 밥을 짓는다. 기호에 따라 화이트 와인을 함께 넣어도 좋다.

③ 기호에 따라 버터를 넣고 잘 섞어주면 색이 선명한 사프란라이스가 완성된다.

(point) 카레나 하이라이스에 곁들여 먹는 밥으로 추천한다. 해산물볶음밥으로 만들어도 맛있다.

 ×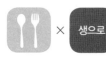

2. **먹기** ② – 마음을 안정시키는 사프란 수프

사프란(암꽃술 부분)을 30분 정도 미지근한 물에 담가둔다. 양파, 당근, 감자, 베이컨을 올리브 오일에 볶은 후 콩소메와 사프란을 담가둔 물에 10분 정도 끓인다. 소금, 후추로 간을 하면 완성된다.

 ×

3. **마시기** – 풍부한 향, 쌉쌀한 맛

따뜻하게 데운 찻잔에 티스푼으로 한 스푼 분량의 허브를 넣고 뜨거운 물을 부은 다음, 뚜껑을 덮고 약 3분간 기다린다. 하루에 3잔 정도, 시간 간격을 두고 마신다.

 × 감기   × 다이어트

 × 노화 방지

대추야자는 '데이트팜Date palm'이라고도 부르며 주로 말린 과일로 판매된다. 이슬람교의 경전 코란에는 '신이 내린 음식'으로 기록되어 있을 정도로 오래 전부터 중동 지역에서는 매일같이 섭취해온 친숙한 과일이다. 클레오파트라가 사랑한 과일로도 알려져 있으며, 최근에는 중동 이외의 나라에서도 미용과 건강에 좋은 슈퍼푸드로 주목받고 있다.

뜨거운 사막지대에서 자랄 정도의 강한 생명력 덕분에 '생명의 나무'라고도 불린다. 다른 과일에 비해서 영양가가 매우 높다. 엽산, 철분, 아연, 마그네슘 등이 풍부하여 건강을 유지하는 데 큰 도움을 주는 식품이다. 최근 대추야자에 들어 있는 비타민B5가 주목받고 있다. 판토텐산이라고도 불리는 이 성분은 스트레스로부터 몸을 지켜주는 부신피질호르몬, 당질코르티코이드를 만드는 역할을 한다.

큼지막한 열매는 끈적끈적한 식감에 단맛이 있으며 포만감을 준다. 식이섬유가 풍부하여 변비 해소나 다이어트를 위해서도 자주 사용한다. 미용과 건강뿐만 아니라 일상의 스트레스에 강한 몸을 만들기 위해서라도 적극적으로 섭취하고 싶은 기적의 과일이다.

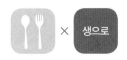

1. 먹기 ① – 페이스트로 만들어 설탕 대용으로

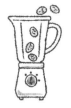

① 믹서에 씨앗을 제거해서 말린 대추야자(양은 기호에 따라)와 대추야자의 절반 분량의 물을 넣는다.

② 페이스트(갈거나 개어서 풀처럼 만든 식품) 형태가 될 때까지 믹서를 간다.

③ 기호에 맞춰 레몬즙이나 바닐라 에센스를 첨가해도 좋다.

point 말린 대추야자는 생으로 먹어도 포만감이 들지만, 페이스트 형태로 만들어두면 설탕 대신 요리에 사용하거나 요구르트나 우유에 섞어서 먹어도 좋다.

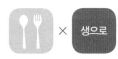

2. 먹기 ② – 가늘게 채 썰어 간식으로

대추야자는 쿠키 같은 구운 과자와도 잘 어울린다. 설탕 대신 가늘게 채 썰어 넣으면 건강한 과자가 만들어진다.

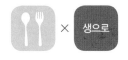

3. 먹기 ③ – 다양하게 활용하는 대추야자 시럽

시중에 판매하는 대추야자 시럽은 설탕보다 칼로리가 낮고, 무기질 등의 영양소를 섭취할 수 있다.

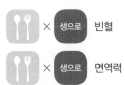 빈혈   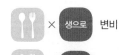 변비

면역력   피부 미용

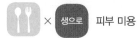

삼림욕 효과로 심신을 재충전해주는 **전나무**

소나뭇과에 속하는 전나무는 캐나다와 러시아 등 북반구에 위치한 나라가 원산지로 종류가 매우 다양하다. 유럽과 미국에서는 크리스마스 트리로 사용한다. 전나무에서 추출한 에센셜 오일은 상쾌한 나무향 때문에 마치 숲속을 거니는 듯해서 휴식 효과를 준다.

　마음의 긴장을 풀어주고, 요통이나 관절통의 증상을 완화하며, 호흡기계를 조절한다. 심신에 피로가 쌓였다고 느껴질 때, 에센셜 오일을 아로마 목욕이나 방향욕으로 사용하면 좋다.

추천하는 활용법

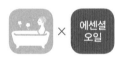

1. 목욕하기 – 숲 향으로 몸을 따뜻하게

① 따뜻한 물을 받은 욕조에 에센셜 오일을 3~5방울 떨어뜨린다(욕조의 크기에 따라 조절한다).

② 에센셜 오일이 물 전체에 퍼지도록 잘 섞어준 다음 욕조에 들어간다.

③ 천천히 심호흡하며 향을 즐긴다.

(point) 천일염(또는 암염) 50g과 에센셜 오일 4~5방울을 섞어 만든 바스 솔트 사용도 추천한다.

그 외의 증상에 이용하기

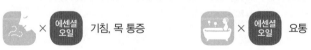

기침, 목 통증

요통

불안과 긴장을 완화하는 **무늬월도**

무늬월도는 아열대 기후인 동남아시아에 서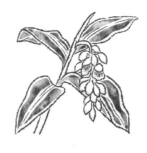
식하는 생강과 식물이다. 옅은 핑크색을 띠
며 꽃잎은 아래로 드리워져 있다. 오키나와
에서는 예전부터 향균, 방충, 화장수의 원료
로 사용했다.

　생강과의 식물답게 달콤하면서도 매콤한 향이 난다. 향기는 신경을 안
정시키고 불안과 긴장을 완화하는 효과가 뛰어나 불면증에도 활용한다.
무늬월도의 잎에는 항산화 성분인 폴리페놀이 다량 함유되어 있어 노화
방지에 매우 효과적이다.

추천하는 활용법

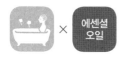

1. **목욕하기** – 달콤 쌉싸름한 독특한 향기
① 따뜻한 물을 받은 욕조에 에센셜 오일을 3~5방울 떨어뜨린
　　다(욕조의 크기에 따라 조절한다).
② 에센셜 오일이 물 전체에 퍼지도록 잘 섞어준 다음 욕조에 들
　　어간다.
③ 천천히 심호흡하며 향을 즐긴다.

(point) 로즈메리, 레몬과 섞어서 사
　　　용하면 좋다.

그 외의 증상에 이용하기

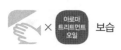 　　　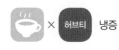

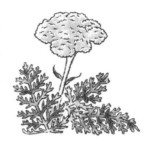

유럽이 원산지로 희거나 연분홍색의 작은 꽃잎을 피우는 허브다. 학명은 '아킬레아'로 그리스 신화에 등장하는 영웅 아킬레우스에서 유래했다. 트로이전쟁에서 아킬레우스와 병사들이 입은 상처를 치료했다고 하여 '전사의 상처약'이라고도 불린다.

달콤 쌉싸름한 향은 마음속에 내재된 분노나 조바심, 초조함, 괴로움 등 마음의 불안정한 상태를 진정시키는 효과가 있다. 감기나 위장 질환에도 추천하는 허브다.

추천하는 활용법

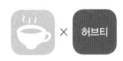

1. 마시기 – 전사의 상처를 치료한 달콤한 향

① 찻주전자와 컵에 뜨거운 물을 넣어 따뜻하게 데운다. 따뜻하게 데워지면 물을 버린다.

② 찻주전자에 티스푼으로 한 스푼 분량의 허브를 넣고 뜨거운 물을 부은 다음, 뚜껑을 덮고 약 3분간 성분을 추출한다.

③ 찻주전자를 흔들어 차의 농도를 고르게 한 다음, 찻잔에 마지막 한 방울까지 따른다. 하루에 3잔 정도 시간 간격을 두고 마신다.

(point) 냉증이 염려되는 사람은 린덴이나 생강 등 체온을 높여주는 허브와 블렌딩한 차를 마시면 좋다.

그 외의 증상에 이용하기

 × 감기　　　 × 진한 허브티 알레르기

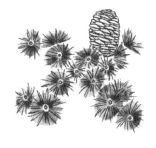

시더우드Cedarwood 에센셜 오일은 시더우드 아틀라스, 시더우드 버지니아, 재패니즈 시더우드 등 다양한 종류의 오일이 있다. 향과 효능이 제각기 다르며 이 책에서는 시더우드 아틀라스를 소개한다.

　고대 이집트에서 시더우드는 '영적인 힘'을 의미했다. 마음을 강하게 다잡고 싶을 때나 집중력을 높이고 싶을 때 추천하는 허브다. 이 허브가 가진 매콤하고 달콤한 향은 마음의 긴장을 풀어주어 불안한 감정이나 충격 등을 완화하는 데 탁월하다.

추천하는 활용법

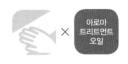

1. 바르기 – 아로마 마사지로 몸과 마음에 휴식을

① 캐리어 오일을 비커 등의 용기에 넣는다.

② ①에 에센셜 오일을 넣는다. 바디용은 1% 이하, 얼굴용은 0.5% 이하로 희석한다(에센셜 오일 한 방울은 0.05ml).

③ 원하는 부위에 바르거나 마사지한다.

(point) 보관할 때는 갈색 유리병에 옮겨 담아 1~2개월 이내에 사용한다.

그 외의 증상에 이용하기

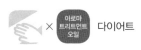 다이어트

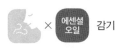 감기

스트레스

스트레스를 쌓아두면 마음뿐만 아니라 신체의 질병으로 나타난다. 허브를 적절히
섭취하여 몸과 마음의 기초 체력을 키워보자.

기력을 높여주는 마테차

마테차(Mate Tea)는 커피, 홍차와 나란히 세계 3대 음료 중 하나로 손꼽
히며, 특히 남미에서는 어른부터 아이까지 즐겨 마시는 차다. 마테차는
그린 마테와 로스트 마테로 나뉜다. 그린 마테는 부드럽고 떫어 일본차와
비슷한 맛이 난다. 로스트 마테는 그린 마테를 가열한 차로 깔끔한 맛이
특징이다.

마테차에 들어 있는 마테인이라는 알칼로이드 물질은 자율신경을 자
극하여 마음의 피로를 해소하고 긴장성 두통, 우울증에 매우 효과적이다.
마음의 피로를 덜고 싶을 때, 기력을 높이고 싶을 때 도움이 된다.

마테차는 풍부한 무기질과 비타민을 함유하고 있어 '마시는 샐러드'라
고도 불리며 피로 해소, 피부 미용, 다이어트를 위
해 자주 사용한다.

카페인은 교감신경의 움직임을 활성화시
켜 활력을 높여주지만, 카페인을 억제하고
싶을 때는 콜드브루 방식으로 추출한 차를
마시기를 추천한다.

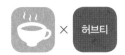

1. 마시기 ① – 활력을 불어넣어주는 차

① 찻주전자와 컵에 뜨거운 물을 넣어 따뜻하게 데운다. 따뜻하게 데워지면 물을 버린다.

② 찻주전자에 티스푼으로 한 스푼 분량의 허브를 넣고 뜨거운 물을 부은 다음, 뚜껑을 덮고 약 3분간 성분을 추출한다.

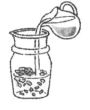

③ 찻주전자를 흔들어 차의 농도를 고르게 한 다음, 찻잔에 마지막 한 방울까지 따른다. 하루에 3잔 정도 시간 간격을 두고 마신다.

(point) 콜드브루 방식의 마테차 만들기 (▶P.26)

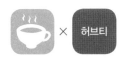

2. 마시기 ② – 다양한 풍미 즐기기

허브티에 레몬이나 오렌지 리큐어 등을 넣어 더욱 맛있게 즐긴다.

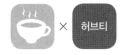

3. 마시기 ③ – 다른 허브티와 블렌딩하기

마테차 베이스에 민트나 캐모마일 등을 블렌딩하는 방법도 추천한다.

그 외의 증상에 이용하기

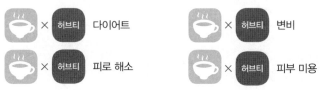

바나나는 육체노동을 할 때 양질의 영양 공급원으로
친숙한 과일이다. 바나나에는 에너지원인 탄수
화물뿐만 아니라 비타민과 무기질 성분이 풍부
하게 함유되어 있다. 특히 비타민B군으로 분류
되는 니아신, 비타민C, 피토케미컬 성분인 클로로
겐산 등이 과도한 스트레스에서 오는 질병에 맞서는 항산화 기능을 한다.
또한 올리고당, 펙틴을 함유하고 있어 장운동을 개선하고 면역력을 높여
준다.

추천하는 활용법

1. **먹기** – 익힌 바나나로 장 건강 챙기기

① 바나나의 껍질을 벗겨, 적당한 크기로 잘라 내열성 그릇에 담
는다.

② 전자레인지에서는 30~40초(600W), 프라이팬에서는 1분 정
도 가열하여 올리브유를 적당량 뿌린다.

③ 기호에 따라 코코아 파우더나 시나몬 등을 첨가해도 좋다.

(point) 바나나는 열이 가해지면 당
도가 더욱 높아져 몸속을
따뜻하게 만들고 장운동을
활발하게 한다. 올리브유를
더하면 피부 미용에 도움이
된다.

그 외의 증상에 이용하기

 피로 해소   피부 미용

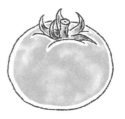

토마토는 비타민과 무기질 공급원으로 아주 우
수한 식품이다. 특히 강한 항산화 작용을 하는
피토케미컬 성분인 리코펜 함유량이 높아 미용
효과는 물론이고, 과도한 스트레스로 인해 발생

하는 생활습관병 예방에도 좋은 음식으로 알려져 있다. 비타민B군인 판
토텐산, 비타민C가 리코펜과 함께 스트레스에 저항력을 높여준다.

'토마토가 빨갛게 익으면 의사 얼굴이 파랗게 된다'는 유럽의 속담이
있을 정도로 건강에 좋은 영향을 준다. 최근에 리코펜이 암 발생을 억제
한다고 알려지면서 토마토가 더욱 주목받고 있다.

추천하는 활용법

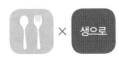

1. 먹기 – 기름에 볶아 흡수율 높이기

① 프라이팬을 달군 후 올리브유를 두른다.
② 둥글게 썬 토마토 한 개를 ①에 넣고 적당히 볶는다.
③ 기호에 따라 소금이나 후추로 간을 한다.

(point) 토마토의 리코펜 성분은 열을
가해 조리하면 체내 흡수율이
높아진다. 오일을 첨가하면
흡수율이 더욱 높아진다.

그 외의 증상에 이용하기

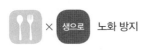 노화 방지　　　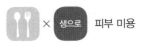 피부 미용

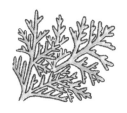

편백나무라고도 부르는 히노키에는 피톤치드라는 천
연 항균물질이 많이 함유되어 있어 살균 작용이 뛰어
나다. 온기에 강한 목재로 일본에서는 절과 불당의 건
축재로 많이 이용한다.

　히노키 향을 맡고 있으면 마치 삼림욕을 하는 것처럼 마음이 편안해진
다. 히노키 에센셜 오일에 들어 있는 알파넨 성분은 날카로워진 신경을
진정시키고 자율신경을 조절하여 의욕을 이끌어내고 싶을 때 사용하기
적합한 에센셜 오일이기도 하다. 또한 혈류나 림프액의 흐름을 개선해주
니 평상시 몸과 마음을 관리하는 데 추천한다.

추천하는 활용법

 ×

1. 목욕하기 – 에센셜 오일로 히노키탕 만들기

① 따뜻한 물을 받은 욕조에 에센셜 오일을 3~5방울 떨어뜨린
　다(욕조의 크기에 따라 조절한다).

② 에센셜 오일이 물 전체에 퍼지도록 잘 섞어준 다음 욕조에 들
　어간다.

③ 천천히 심호흡하며 향을 즐긴다.

(point) 천일염(또는 암염) 50g과 에
센셜 오일 4~5방울을 섞어
만든 바스 솔트 사용도 추천
한다.

그 외의 증상에 이용하기

 × 혈액순환 촉진　　　 × 피로 해소

항산화 성분이 가득한 **로즈힙**

들장미 열매를 로즈힙Rose Hip이라고 한다. 향기로운 향을 지닌 로즈힙에는 항산화 물질이 많이 들어 있다. 특히 비타민C, 비타민E, 비타민P는 피부 미용과 감기 예방에 좋다. 스트레스는 체내의 비타민C를 파괴하는데 로즈힙에는 비타민C가 레몬의 20~40배 정도로 많이 들어 있어 스트레스에 대한 저항력을 높여준다. 피부 건강에도 좋으니 허브티로 즐겨보자.

추천하는 활용법

 ×

1. 마시기 – 스트레스에 강한 허브티

① 찻주전자와 컵에 뜨거운 물을 넣어 따뜻하게 데운다. 따뜻하게 데워지면 물을 버린다.

② 찻주전자에 티스푼으로 한 스푼 분량의 허브를 넣고 뜨거운 물을 부은 다음, 뚜껑을 덮고 약 5분간 성분을 추출한다.

③ 찻주전자를 흔들어 차의 농도를 고르게 한 다음, 찻잔에 마지막 한 방울까지 따른다. 하루에 3잔 정도 시간 간격을 두고 마신다.

향나무는 측백나뭇과의 상록수다. 열매에서는 증류주 '진gin'의 향이 난다. 상쾌한 향이 나는 향나무는 불안과 우울함을 완화시킨다고 알려져 있다. 체내의 노폐물, 피로 물질을 배출시키는 효과가 있어 종기, 두드러기, 여드름 등의 피부 질환에 효과가 있다. 에센셜 오일을 이용해 마사지하면 좋다.

추천하는 활용법

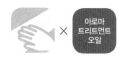

1. 바르기 – 불안을 해소하는 상쾌한 향

① 캐리어 오일을 비커 등의 용기에 넣는다.

② ①에 에센셜 오일을 넣는다. 바디용은 1% 이하, 얼굴용은 0.5% 이하로 희석한다(에센셜 오일 한 방울은 0.05ml).

③ 목, 어깨, 쇄골이나 팔 등의 부위에 바르거나 마사지한다.

불면증

수면 부족은 만병의 근원이다. 휴식을 유도하는 허브의 힘을 빌려 스트레스에 예민해진 신경을 진정시키고, 질 높은 수면을 취해보자.

마음을 안정시키는 시계꽃

시계꽃은 꽃을 피운 모습이 마치 시계처럼 보인다고 해서 이름 붙여졌으며, 일본에서는 시계초라는 이름으로 더욱 친숙한 식물이다. 오래 전부터 마음을 안정시키는 허브로 사용했으며 '천연 신경안정제'라고 부르기도 한다.

시계꽃에 함유된 중추성 알칼로이드 성분은 신경계를 진정시키는 효과가 있다. 과도한 긴장이나 불안, 짜증, 두근거림이 가라앉지 않을 때 도움이 된다. 또한 진정, 경련 억제를 유도하는 플라보노이드류도 포함되어 있어 잠이 오지 않을 때 긴장을 완화시키는 작용을 한다.

옅은 잠을 잘 때, 좀처럼 잠에 들지 못할 때는 잠들기 전에 시계꽃 허브티나 팅크처를 마시면 좋다. 신경의 긴장을 풀어줘 깊은 잠을 잘 수 있게 한다. 저먼 캐모마일, 오렌지꽃 등과 블렌딩해서 마시면 휴식이나 수면의 질이 높아진다.

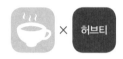

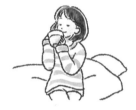

1. 마시기 ① – 편안한 수면을 유도하는 허브티

① 찻주전자와 컵에 뜨거운 물을 넣어 따뜻하게 데운다. 따뜻하게 데워지면 물을 버린다.

② 찻주전자에 티스푼으로 한 스푼 분량의 허브를 넣고 뜨거운 물을 부은 다음, 뚜껑을 덮고 약 3분간 성분을 추출한다.

③ 찻주전자를 흔들어 차의 농도를 고르게 한 다음, 찻잔에 마지막 한 방울까지 따른다. 하루에 3잔 정도 시간 간격을 두고 마신다.

(point) 특히 취침 전에 마시면 편안하게 잠들 수 있다. 레몬버베나와의 블렌딩도 추천한다.

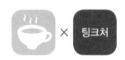

2. 마시기 ② – 잠들기 전에 수분 보충

밀폐 유리용기에 허브와 증류주를 넣고 2~4주 정도 추출한다. 팅크처는 찬물이나 따뜻한 물, 허브티에 적당량 넣어 마신다.

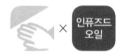

3. 바르기 – 잠 못 드는 밤엔 인퓨즈드 오일로 마사지

밀폐 유리용기에 허브와 허브의 두 배 용량의 캐리어 오일을 넣고 2~4주 정도 보관한다. 이후 인퓨즈드 오일을 걸러 바르거나 마사지한다.

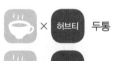 두통   디톡스

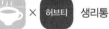 생리통

슈베르트의 가곡에도 등장하는 린덴Linden은 독일이나 프랑스를 대표하는 나무다. 서양 보리수라는 이름으로 알려져 있지만 동양에서 보리수라 부르는 나무는 뽕나뭇과의 나무로 린덴과는 종류가 다르다.

　린덴은 '천 개의 용도를 가진 나무'라고도 불리며, 모든 부위를 활용한다. 꽃과 포(꽃대나 꽃자루를 받치고 있는 녹색 비늘 모양의 잎) 부분을 사용한 린덴 플라워티는 긴장이나 불안을 완화시켜 몸과 마음의 안정을 유도한다. 또한 근육의 긴장을 풀어주거나 통증을 완화한다.

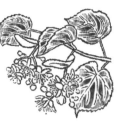

추천하는 활용법

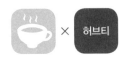

(point) 특히 취침 전에 마시면 편안하게 잠을 수 있다. 오렌지 플라워 허브티와 블렌딩하는 방법도 추천한다.

1. 마시기 – 린덴 플라워티로 긴장 풀기

① 찻주전자와 컵에 뜨거운 물을 넣어 따뜻하게 데운다. 따뜻하게 데워지면 물을 버린다.

② 찻주전자에 티스푼으로 한 스푼 분량의 허브를 넣고 뜨거운 물을 부은 다음, 뚜껑을 덮고 약 3분간 성분을 추출한다.

③ 찻주전자를 흔들어 차의 농도를 고르게 한 다음, 찻잔에 마지막 한 방울까지 따른다. 하루에 3잔 정도 시간 간격을 두고 마신다.

그 외의 증상에 이용하기

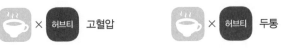

귀여운 연보라색 꽃이 아름다운 라벤더는 전 세계에서 재배할 정도로 인기 높은 허브로 부드러운 향이 특징이다.

　라벤더 향은 마음을 진정시키는 작용을 한다. 그래서 고대 그리스에서는 분노나 집착을 가라앉히는 데 라벤더 향을 사용했다. 그 외에 두통, 눈의 피로, 거칠어진 피부, 근육통, 신경통, 기관지염 증상을 완화하는 등 다양한 용도로 사용한다. 자율신경을 조절하여 몸과 마음을 안정시키기 때문에 흥분으로 잠들지 못할 때 특히 도움이 된다.

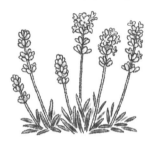

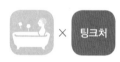

1. 목욕하기 – 부드러운 향으로 하루의 긴장 풀기

① 밀폐 유리용기에 허브를 용기의 1/4 정도 넣는다. 보드카나 소주 등의 증류주를 용기의 80% 정도까지 붓고 잘 섞는다.

② 반드시 뚜껑을 닫은 후 서늘하고 그늘진 장소에서 2~4주 정도 보관한다. 이후 허브를 키친타월, 거즈, 차 거름망 등에 거른다.

③ 따뜻한 물을 받은 욕조에 팅크처를 50ml 정도 넣는다. 잘 섞은 후 천천히 욕조에 들어간다.

(point) 팅크처는 유리병에 옮겨 담아 서늘하고 그늘진 장소에 보관한다.

 눈의 피로(▶ p.81)

 알레르기 · 염증(▶ p.53)

자기부정

실패나 좌절로 자신감을 잃었을 때는 내일을 향해 달려갈 수 있게 용기를 북돋아 주는 허브로 재충전해보자.

상쾌한 향으로 긍정적인 마음을 갖게 하는 **베르가모트**

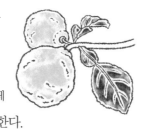

베르가모트는 콜럼버스가 아프리카의 카나리아 섬에서 발견했다고 전해지는 감귤과의 감귤류로 이탈리아 북부에 위치한 '베르가모' 지명에서 유래했다. 청량감 있는 상쾌한 향은 홍차(얼그레이)에 향을 더하거나 향수의 주요 성분으로 사용한다.

베르가모트가 함유한 리모넨과 아세트산리날릴은 진통·경련 억제 성분으로 부교감신경을 자극하여 휴식을 촉진한다. 베르가모트 에센셜 오일에는 마음속에 쌓인 분노나 불만 같은 부정적인 감정을 완화시키는 힘이 있어서 스트레스 대처법으로 든든한 아군이 되어준다. 또한 베르가모트는 소화를 촉진하고 식욕부진과 같은 소화기 계통의 다양한 증상을 개선하는 데에도 도움이 된다.

방향욕이나 캐리어 오일로 희석한 아로마 트리트먼트 오일을 만들어 마사지하는 방법을 추천한다. 상쾌한 향은 단품으로 사용해도 좋고 다른 향과 블렌딩해서 즐겨도 좋다.

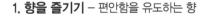

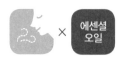

1. 향을 즐기기 – 편안함을 유도하는 향

① 세면대에 1/4 정도의 뜨거운 물을 붓고, 에센셜 오일을 1~2 방울 떨어뜨린다.

② 눈을 감은 채 세면대 위로 얼굴을 가까이 댄다. 머리에 수건을 쓰면 더욱 효과적이다.

③ 천천히 코로 수증기를 들이마신다. 1~3분 정도 기분이 좋아질 때까지 계속한다.

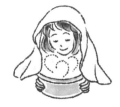

> (point) 라벤더, 스위트 마조람, 시더우드, 샌들우드 등의 에센셜 오일과 블렌딩하는 방법도 추천한다.

 ×

2. 목욕하기 – 우울한 기분 날리기

욕조에 에센셜 오일을 3~5방울 떨어뜨려 잘 섞어준 다음 욕조에 들어가 천천히 심호흡하며 향을 즐긴다.

 ×

3. 바르기 – 마사지로 마음 치유하기

에센셜 오일과 캐리어 오일을 바디용은 1% 이하, 얼굴용은 0.5% 이하로 희석(에센셜 오일 한 방울은 0.05ml)하여 몸을 마사지한다.

° 자외선에 의한 피부 트러블(▶ p.21)이 생길 수 있기 때문에 피부에 사용한 직후에는 직사광선을 피한다.

그 외의 증상에 이용하기

 × 갱년기 장애
(▶ p.201~202)

 × 식욕부진

 × 불면증

 × 모발 관리

기분을 북돋우는 **리세아쿠베바**

원산지인 중국에서는 리세아쿠베바Litsea Cubeba를 오래 전부터 요리에 향을 입히는 데 사용했다. '중국의 여신'을 의미하는 메이창 또는 차이니즈 페퍼라고도 부른다. 녹나뭇과의 관목식물로 레몬이나 레몬그라스 같은 상쾌한 향을 갖고 있으며, 매콤한 향이 은은하게 난다. 이 향이 긍정적인 생각이 들게 해준다. 또한 피지 분비를 조절해서 아로마 목욕으로 피부를 아름답게 가꾸는 데에도 도움이 된다.

추천하는 활용법

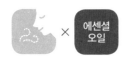

(point) 향이 강하기 때문에 한 방울씩 넣어가며 조절하는 것이 좋다. 로즈메리와 블렌딩하는 방법도 추천한다.

1. 향 즐기기 – 향을 즐기며 긍정적으로!

① 세면대에 1/4 정도의 뜨거운 물을 붓고, 에센셜 오일을 1~2방울 떨어뜨린다.

② 눈을 감은 채 세면대 위로 얼굴을 가까이 댄다. 머리에 수건을 쓰면 더욱 효과적이다.

③ 천천히 코로 수증기를 들이마신다. 1~3분 정도 기분이 좋아질 때까지 계속한다.

그 외의 증상에 이용하기

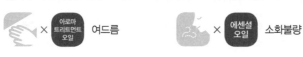

장미는 화려한 모습으로 사랑을 상징하며 오래 전부터 사랑받아왔다. 이 집트 여왕 클레오파트라가 사랑한 꽃으로도 유명하다. 학명은 '로자 갈리 카'인데, 에센셜 오일로 유명한 '다마스크 로즈'와는 다르다.

　달콤하고 깊은 플로럴 향은 부정적인 감정을 잠재우고 자신감을 회복 하는 데 효과적이다. 폴리페놀류가 다량 함유되어 있어 허브티로 마시면 진정 효과가 있다. 그 외에도 노 화 방지 등 피부 미용에도 매우 탁월한 효과가 있다.

추천하는 활용법

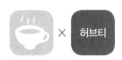

1. 마시기 – 로즈티로 부정적인 생각에서 벗어나기

① 찻주전자와 컵에 뜨거운 물을 넣어 따뜻하게 데운다. 따뜻하 게 데워지면 물을 버린다.

② 찻주전자에 티스푼으로 한 스푼 분량의 허브를 넣고 뜨거운 물을 부은 다음, 뚜껑을 덮고 약 3분간 성분을 추출한다.

③ 찻주전자를 흔들어 차의 농도를 고르게 한 다음, 찻잔에 마지 막 한 방울까지 따른다. 하루에 3잔 정도 시간 간격을 두고 마신다.

(point) 로즈힙이나 레몬버베나 등 의 허브티와 블렌딩하는 방 법도 추천한다.

그 외의 증상에 이용하기

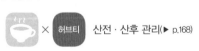 산전 · 산후 관리(▶ p.168)

우울증

의욕 저하, 불안이나 슬픈 감정이 계속되는 우울증은 흔히 마음의 감기라고도 한
다. 항우울 성분이 들어 있는 허브로 마음을 편안하게 다스려보자.

마음을 밝게 만드는 세인트존스워트

세인트존스워트의 일본명은 서양물레나물이며, 일본의 물레나무(고추나
물)와 같은 종류다. 오래 전부터 상처나 통증 완화에 이용해왔다.

　최근에 세인트존스워트에 들어 있는 피페리딘 성분이 뇌 속 신경전달
물질인 세로토닌 분비를 조절해서 우울증을 개선하는 데 효과가 있다는
임상적 보고가 있었다. 그 외의 성분인 하이퍼포린도 항우울 작용을 하
며, 편안한 휴식을 유도하는 r-아미노산(GABA)이 포함되어 있어 갱년기
에 나타나는 자율신경 부조화, 우울증, 불면증, 불안을 해소하는 효과가
기대된다. 또한 생리통이나 관절염으로 인한 통증을 완화하는 데에도 효
과적이다.

　어둡게 가라앉은 기분을 밝게 만들어주
기 때문에 '선샤인 허브'라고도 부른다. 기
분이 가라앉을 때 일상에서 쉽게 섭취할 수
있는 허브 중 하나다.

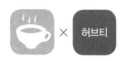

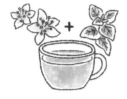

1. 마시기 ① – 허브티로 기분 전환

① 찻주전자와 컵에 뜨거운 물을 넣어 따뜻하게 데운다. 따뜻하게 데워지면 물을 버린다.

② 찻주전자에 티스푼으로 한 스푼 분량의 허브를 넣고 뜨거운 물을 부은 다음, 뚜껑을 덮고 약 3분간 성분을 추출한다.

③ 찻주전자를 흔들어 차의 농도를 고르게 한 다음, 찻잔에 마지막 한 방울까지 따른다. 하루에 3잔 정도 시간 간격을 두고 마신다.

(point) 페퍼민트 허브티와의 블렌딩도 추천한다.

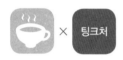

2. 마시기 ② – 기분이 가라앉았을 때

밀폐 유리용기에 허브와 증류주를 넣고 2~4주 정도 추출한다. 팅크처는 찬물이나 따뜻한 물, 허브티에 적정량 넣어 마신다.

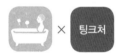

3. 목욕하기 – 선샤인 허브로 기분 끌어올리기

밀폐 유리용기에 허브와 증류주를 넣고 2~4주 정도 추출한다. 따뜻한 물을 받은 욕조에 팅크처를 50ml 정도 넣고, 잘 섞은 후 천천히 욕조에 들어간다.

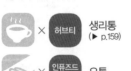

생리통
(▶ p.159)

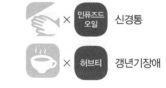

신경통

요통

갱년기장애

재스민Jasmine은 물푸레나뭇과에 속하는 식물로 다양한 품종이 있으며 여러 지역에서 재배된다. 에센셜 오일로 사용하는 재스민은 '향기의 왕'이라고 불릴 정도로 이국적이며 달콤하고 진한 향이 특징이다.

추출할 수 있는 오일의 양이 적어 로즈, 네롤리, 멜리사와 나란히 고가의 에센셜 오일로 분류되지만 향이 진하기 때문에 소량으로도 즐길 수 있다. 공포, 불안, 슬픔, 무기력 등의 우울증 증상을 완화하고, 기분을 안정시켜 자신감을 회복하게 도와주는 효과가 있다. 아로마 마사지로 이용하면 향과 더불어 피부에 기분 좋은 자극을 느낄 수 있다.

추천하는 활용법

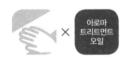

1. 바르기 – 기분을 안정시켜 주는 향으로 마사지하기

① 캐리어 오일을 비커 등의 용기에 넣는다.

② ①에 에센셜 오일을 넣는다. 바디용은 1% 이하, 얼굴용은 0.5% 이하로 희석한다(에센셜 오일 한 방울은 0.05ml).

③ 목, 어깨, 쇄골, 팔 등 증상이 느껴지는 부위에 바르거나 마사지한다.

(point) 보관할 때는 갈색 유리병에 옮겨 담아 1~2개월 이내에 사용한다.

그 외의 증상에 이용하기

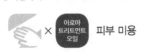 피부 미용

위장의 움직임이 약해지면 식욕부진이나 변비에 걸리기 쉽다. 또한 맛있는 식사를 즐길 수 없을 뿐만 아니라 체중이 늘거나 부종으로 이어져 미용에 영향을 미치기도 한다. 위장의 움직임을 도와주는 허브를 활용해 체내 환경을 조절해보자.

변비 | 소화불량 | 더부룩함 | 복부팽만 | 구토증

chapter 4

_____

위장 질환

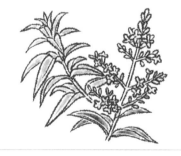

변비

장내 환경이 악화되어 생기는 변비는 피부가 거칠어지는 원인이 된다. 허브를 이용할 때는 차나 식사를 통해 섭취하는 방법이 가장 좋다.

장에 좋은 노란색 융단 단델리온

단델리온Dandelion이라고 하면 낯설게 느껴지지만 19세기 중반(메이지 시대)에 일본에 들어온 서양민들레를 가리킨다. 현재는 일본의 전 지역에 폭넓게 분포해 있다. 봄이 되면 야산을 노란 빛으로 물들여 계절을 상징하기도 한다.

단델리온은 전 세계에서 약초로 활용하는 허브로 중국, 인도, 중동에서는 간이나 쓸개에 나타나는 증상과 류마티스 치료에 사용해왔다. 긴 뿌리에는 장내 환경을 조절하는 다당질의 이눌린 성분이, 잎에는 이뇨 작용과 변비나 소화불량을 완화하는 칼륨이 풍부하게 함유되어 있다. 노폐물을 체외로 배출해 부종을 해소하는 데에도 효과적이다.

일본에서는 민간 치료제로 간 기능을 높이고, 배변을 돕고, 모유 분비를 촉진하기 위해 이용하는 경우가 많다. 건강을 생각해서 요즘은 뿌리를 볶아 디카페인 '민들레 커피'로도 마신다.

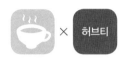

1. 마시기 ① – 민들레차로 장을 건강하게

① 찻주전자와 컵에 뜨거운 물을 넣어 따뜻하게 데운다. 따뜻하게 데워지면 물을 버린다.

② 찻주전자에 티스푼으로 한 스푼 분량의 허브를 넣고 뜨거운 물을 부은 다음, 뚜껑을 덮고 약 5~10분간 성분을 추출한다.

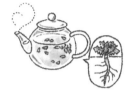

③ 찻주전자를 흔들어 차의 농도를 고르게 한 다음, 찻잔에 마지막 한 방울까지 따른다. 하루에 3잔 정도 시간 간격을 두고 마신다.

(point) 단델리온 허브티는 뿌리 부분을 사용하기 때문에 추출 시간을 길게 한다.

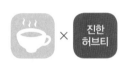

2. 마시기 ② – 우유를 넣어 카페라떼로

진하게 내린 허브티에 우유를 부어 카페라떼로 만들면 마시기 쉽다.

3. 먹기 – 카레를 부드럽게

따뜻하게 데운 찻잔에 티스푼으로 한 스푼 분량의 허브를 넣고 뜨거운 물을 부은 다음, 뚜껑을 덮고 약 5~10분간 성분을 추출한다. 카레를 끓일 때 허브티를 첨가하면 맛이 훨씬 부드러워진다.

그 외의 증상에 이용하기

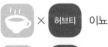 이뇨   간 기능 개선

 부종

우엉 하면 참기름 향이 고소하고 입안에 머금으면 말랑말랑하게 풀어지는 맛있는 우엉조림이 제일 먼저 떠오른다. 독특한 풍미가 일품인 우엉은 풍부한 식이섬유를 함유하고 있어 변비로 고민하는 사람들에게 특히 추천하는 식품이다.

우엉에는 다당질의 이눌린이라는 식이섬유가 풍부해서 자연스럽게 배변을 유도해 장내에 비피더스균(유익균)을 늘리고, 장내 환경을 건강하게 조절한다. 또한 우엉에는 철, 아연 등의 무기질이 다량 함유되어 있다.

우엉은 채소뿐만 아니라 약초로도 오래 전부터 사용되어 왔다. 한방에서는 뿌리에서 땀 배출 작용을, 씨앗에서 손발 부종, 인후통, 해독에 효능이 있다고 한다.

유럽과 미국에는 버독burdock이라는 이름의 허브로 알려져 있다. 해독, 혈액 정화 효과가 있어 장내 환경을 개선해준다. 부스럼, 피부염, 관절통, 통풍을 완화하고 당뇨병 예방에도 도움이 된다.

껍질에 항산화 성분인 폴리페놀이 들어 있으니 가정에서 조리할 경우, 껍질째 깨끗이 씻어 떫은맛을 남겨두는 편이 좋다. 마찬가지로 폴리페놀이 들어 있는 레드와인과 함께 섭취하면 항산화 효과가 더욱 높아진다.

우엉으로 만든 허브티는 부드러운 단맛에 카페인이 없어서 누구나 부담 없이 즐길 수 있다. 우엉이 피부염이나 땀띠 등의 피부 트러블에도 좋으니 허브티를 입욕제로 사용하는 것도 추천한다.

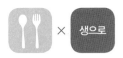

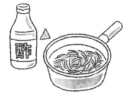

1. 먹기 ① – 우엉 샐러드

① 우엉과 당근을 한 개씩 준비한다. 우엉은 깨끗이 씻어 어슷하게 얇게 썬다. 당근도 껍질을 벗겨 어슷하게 얇게 썬다.

② 냄비에 우엉과 우엉이 잠길 정도의 물을 넣고 불을 붙인 다음 끓어오르면 당근을 넣는다. 1분 정도 익힌 후 물을 따라 버린다.

③ 마요네즈 3큰술, 된장 1작은술, 식초 1작은술, 간장 조금, 참깨 가루 조금을 넣는다.

(point) 우엉은 아린 맛이 나지 않기 때문에 굳이 떫은맛을 제거하지 않아도 된다.

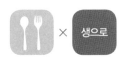

2. 먹기 ② – 장에 좋은 우엉차 쿠키

버터 75g, 설탕 60g, 박력분 150g, 시중에 판매하는 우엉찻잎 1큰술을 더해 반죽한 다음 틀에 넣어 모양을 잡고 180도 오븐에서 13~15분 정도 상태를 확인하며 굽는다.

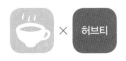

3. 마시기 – 우엉차로 해독하기

따뜻하게 데운 찻잔에 티스푼으로 한 스푼 분량의 말린 우엉을 넣고 뜨거운 물을 부은 다음, 뚜껑을 덮고 약 3분간 기다린다. 하루에 3잔 정도, 시간 간격을 두고 마신다.

 × 스트레스   × 냉증

 × 피부 미용

곤약은 곤약감자, 구약나물이라고도 부르는 여러해살이풀이다. 우리가 아는 곤약은 몇 년 동안 땅속에서 자란 구약나물 알줄기를 갈아서 석회유와 함께 끓여서 굳인 덩어리이다.

곤약에는 인간의 체내에서 소화할 수 없는 식이섬유의 일종인 글루코만난이 다량 함유되어 있다. 정장 작용을 하고, 혈압과 콜레스테롤 수치를 낮춰주는 효과가 오래 전부터 알려져서 곤약을 '몸속의 먼지를 털어내는 식품'이라고 부른다. 또한 곤약은 칼로리가 낮아서 다이어트 식품으로도 인기가 높다.

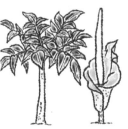

추천하는 활용법

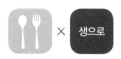

(point) 섬유질이 풍부한 우엉과 정장 작용이 있는 발효조미료 남플라는 위장을 튼튼하게 한다.

1. **먹기** – 곤약볶음의 이국적인 맛

① 곤약 1/2봉지를 가늘게 썰어서 익히고, 우엉 1/2개는 껍질째 어슷하게 썬다. 양파 1/2개를 가늘게 썰어 준비한다.

② 손질한 곤약과 우엉을 참기름에 볶는다. 다른 냄비에 올리브유를 두르고 돼지고기 간 것 100g과 양파를 볶다가, 참기름에 볶은 곤약과 우엉을 넣는다.

③ 모든 재료가 골고루 익으면 남플라(태국식 발효 생선 소스) 1큰술로 맛을 낸다. 라임 즙을 살짝 뿌려서 요리를 완성한다.

그 외의 증상에 이용하기

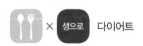 다이어트

'하루에 사과 한 개를 먹으면 의사가 필요 없다'라
는 말이 있을 정도로 몸에 좋은 과일이 사과다. 알
칼리성 식품으로 칼로리가 적고, 몸에 좋은 성분이
많이 들어 있다. 식이섬유인 펙틴이 풍부하여 비피더
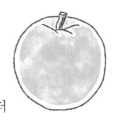
스균을 비롯한 유익균을 늘려서 장내 환경을 개선하는 데 도움을 준다.
또한 항산화 성분인 폴리페놀과 비타민류도 다량 함유되어 있다.

껍질에 유효 성분이 풍부하므로 가능하면 깨끗이 세척해서 껍질째 먹
는 것이 좋다. 사과를 구우면 펙틴을 더 맛있게 섭취할 수 있다. 샐러드나
요구르트와도 잘 어울린다.

추천하는 활용법

 ×

1. 먹기 – 사과와 카망베르 치즈를 넣은 샌드위치

① 사과 1/4개, 카망베르 치즈 50g, 양상추 1장, 식빵 4장, 씨겨
　자, 버터를 준비한다.

② 빵을 구운 다음 버터와 씨겨자를 바른다.

③ 가늘게 썬 사과와 치즈, 양상추를 빵 사이에 넣은 다음 4등분
　한다. 사과와 유제품의 조합으로 정장 작용의 상승효과를 기
　대할 수 있다.

(point) 가늘게 썬 사과는 소금물이
나 레몬즙에 담가두면 갈변
을 막을 수 있다.

그 외의 증상에 이용하기

 다이어트　　　　 × 피부 미용

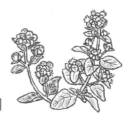

스위트 마조람Sweet Marjoram은 지중해 연안에서 자라
는 여러해살이풀로 바질, 라벤더, 페퍼민트, 오레가
노와 같은 꿀풀과에 속한다. 고대 그리스나 로마에
서는 스위트 마조람을 행복의 상징으로 신랑신부의
화환으로 이용하거나, 고인의 명복을 비는 뜻으로 무덤에 심기도 했다.
홉이 대중화되기 전에는 맥주의 향을 내는 데에도 사용했다.

　잎에서 추출한 에센셜 오일은 방향욕이나 트리트먼트 등으로 이용할
수 있다. 장내 활동을 조절해 소화불량, 변비에 탁월한 효과를 보인다. 또
한 자율신경의 밸런스를 조절하여 휴식 효과를 가져다준다.

추천하는 활용법

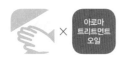

1. 바르기 – 부드러운 마사지로 뱃속을 상쾌하게

① 캐리어 오일을 비커 등의 용기에 넣는다.

② ①에 에센셜 오일을 넣는다. 바디용은 1% 이하, 얼굴용은
　 0.5% 이하로 희석한다(에센셜 오일 한 방울은 0.05ml).

③ 복부에 발라 시계 방향으로 마사지한다.

(point) 보관할 때는 갈색 유리병에
옮겨 담아 1~2개월 이내에
사용한다.

그 외의 증상에 이용하기

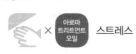 스트레스　　　　　 냉증

루이보스Rooibos는 남아프리카공화국의 특산품으로 원주민어로 '붉은 덤불'을 의미한다. 잎을 잘게 자른 후 발효시켜서 만든 허브티는 카페인이 없어서 아이들도 마실 수 있다.

항산화 작용이 뛰어나 안티에이징의 목적으로 사용하는 허브로 알려져 있지만, 최근에는 변비로 인한 불쾌한 증상을 완화시키는 효능으로도 유명하다. 철, 칼슘 등의 무기질과 플라보노이드류를 풍부하게 함유하고 있어 냉증이나 알레르기 증상에도 효과적이다.

추천하는 활용법

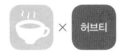

1. 마시기 – 장내 환경을 건강하게

① 찻주전자와 컵에 뜨거운 물을 넣어 따뜻하게 데운다. 따뜻하게 데워지면 물을 버린다.

② 찻주전자에 티스푼으로 한 스푼 분량의 허브를 넣고 뜨거운 물을 부은 다음, 뚜껑을 덮고 약 3분간 성분을 추출한다.

③ 찻주전자를 흔들어 차의 농도를 고르게 한 다음, 찻잔에 마지막 한 방울까지 따른다. 하루에 3잔 정도 시간 간격을 두고 마신다.

장 건강에 좋은 펜넬

카레의 향신료로 빠트릴 수 없는 펜넬Fennel은 '회향'이라고도 불린다. 고대 이집트와 그리스에서 해독 작용이 뛰어난 허브로 귀하게 사용했다. 허브티는 소화를 촉진하고 체내의 가스를 배출하여 변비 증상을 완화하는 데 효과적이다. 단델리온 허브티와 블렌딩하면 장내 환경을 조절하여 더욱 효과를 높일 수 있다.

추천하는 활용법

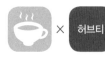

1. 마시기 – 위장 기능을 활성화

따뜻하게 데운 찻잔에 티스푼으로 한 스푼 분량의 허브를 넣고 뜨거운 물을 부은 다음, 뚜껑을 덮고 약 3분간 기다린다. 하루에 3잔 정도, 시간 간격을 두고 마신다. 단델리온 허브티와 블렌딩해서 마시는 방법도 추천한다.

2. 찜질하기 – 찜질로 변비 해소

끓는 물에 허브를 넣어 추출한 허브 추출액을 수건에 적셨다가 적당히 짠 후 배에 올려 찜질한다.

소화불량

위장의 움직임이 나빠지면 식후에 불쾌함이 남는다. 위장 활동을 돕는 허브를 섭취하며 위장의 움직임을 조절해보자.

소화를 도와주는 스위트 바질

스위트 바질Sweet Basil은 박하과의 한해살이
식물로 알렉산더 왕에 의해 고대 인도에서
유럽으로 전해졌다는 설이 있다. 일본에는
17~18세기(에도시대)에 전해졌는데, 바질
씨앗에 물을 흡수시켜 젤리 형태로 바뀐 것을

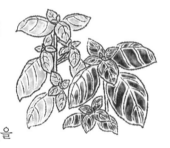

눈 속의 이물질을 제거하는 데 이용했다고 해서 '눈 빗자루'라고도 불렸다. 참고로 바질과 바실리코는 같은 허브로 전자가 영어식 명칭이고 후자가 이탈리아식 명칭이다.

토마토나 치즈와의 궁합이 좋고, 선명한 녹색은 보기에도 아름다워 이탈리아 요리에 빠트리지 않고 사용하는 허브다. 고기나 생선 요리 등 다양한 재료들과도 잘 어울리기 때문에 바질 소금이나 바질 소스로 만들어두면 언제든지 간편하게 활용할 수 있다.

스위트 바질은 철분, 칼슘 등의 무기질 외에 카로티노이드도 풍부하게 함유하고 있어 식후에 허브티를 마시면 소화에 도움이 된다. 더부룩함이나 위염, 위산 과다도 억제한다.

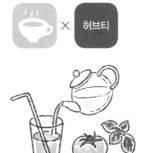

1. 마시기 – 소화를 돕는 허브티

① 찻주전자와 컵에 뜨거운 물을 넣어 따뜻하게 데운다. 따뜻하게 데워지면 물을 버린다.

② 찻주전자에 티스푼으로 한 스푼 분량의 허브를 넣고 뜨거운 물을 부은 다음, 뚜껑을 덮고 약 3분간 성분을 추출한다.

③ 찻주전자를 흔들어 차의 농도를 고르게 한 다음, 찻잔에 마지막 한 방울까지 따른다. 하루에 3잔 정도 시간 간격을 두고 마신다.

> point 토마토 주스에 허브티를 넣어 블렌딩 주스로 만들면 독특한 풍미를 즐길 수 있다.

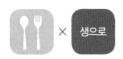

2. 먹기 ① – 감칠맛을 더해주는 바질 소금

스위트 바질의 말린 허브를 믹서로 분쇄하여 천일염과 섞으면 허브 소금으로 활용할 수 있다.

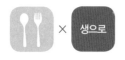

3. 먹기 ② – 바질 페스토 만들기

생바질 100g을 푸드 프로세서로 갈아 치즈가루 40g, 마늘 반쪽, 잣 50g, 올리브유200ml를 함께 넣고 섞는다. 샐러드나 파스타에 사용할 수 있다.

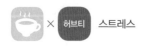 스트레스   우울증

페퍼민트Peppermint는 고대 그리스나 로마 시대부터 목욕용 향료로, 음식이나 음료의 풍미를 더하는 데 사용했다는 오랜 역사가 있다. 중세 유럽에서는 수도원에서 재배하기도 했다. 페퍼민트는 위를 튼튼하게 하고, 구토를 멈추게 하며, 경련을 억제하고, 땀을 배출시키는 데 탁월한 허브다.

사람들이 페퍼민트의 상쾌하고 청량한 향을 좋아하기 때문에 음식뿐만 아니라 케이크나 쿠키, 아이스크림의 풍미를 더하거나 칵테일 향을 더하는 데에도 많이 사용한다. 신선한 생잎과 럼주를 베이스로 만드는 쿠바의 '모히또'는 매우 인기 있는 칵테일이다.

맛과 향을 즐길 뿐만 아니라 졸음 방지, 기분 전환, 두통 완화 등 다양한 증상을 해소하는 데 도움이 된다. 또한 졸음 방지나 기분 전환을 돕는한편, 흥분을 가라앉히는 효과도 있기 때문에 저녁에 마신다고 해서 수면을 방해하지는 않는다.

특히 주목할 점은 위장의 움직임이다. 허브티로 마시거나 생잎을 먹으면 함유되어 있는 다양한 성분들이 작용하여 소화를 촉진하고, 소화불량이나 신경성 위염 증상을 완화한다. 독일에서는 어린아이의 위장약으로 사용할 정도다.

그 외에 박하 향은 감기나 비염, 꽃가루 알레르기 증상을 억제하는 데에도 효과적이다.

×

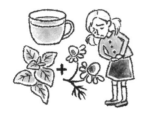

1. 마시기 ① – 식사 전후 한 잔으로 위장을 건강하게

① 찻주전자와 컵에 뜨거운 물을 넣어 따뜻하게 데운다. 따뜻하게 데워지면 물을 버린다.

② 찻주전자에 티스푼으로 한 스푼 분량의 허브를 넣고 뜨거운 물을 부은 다음, 뚜껑을 덮고 약 3분간 성분을 추출한다.

③ 찻주전자를 흔들어 차의 농도를 고르게 한 다음, 찻잔에 마지막 한 방울까지 따른다. 하루에 3잔 정도 시간 간격을 두고 마신다.

(point) 독일에서는 저먼 캐모마일과 블렌딩하여 어린아이의 위장약으로 사용한다.

 ×

2. 마시기 ② – 팅크처로 만들어두면 편리

밀폐 유리용기에 허브와 증류주를 넣고 2~4주 정도 추출한다. 팅크처는 차가운 물이나 따뜻한 물, 허브티에 적당량 넣어 마신다.

 ×

3. 먹기 – 오일이나 식초에 절여 조미료로

올리브유나 식초에 말린 허브를 절여두면 위를 보호하는 조미료가 된다. 어란 등 생선 파스타에 살짝 넣으면 색다른 맛을 즐길 수 있다.

 × 스트레스

 × 더부룩함

 × 구토증
(▶ p.151)

 × 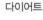 다이어트

독특한 청량감이 매력적인 **레몬그라스**

레몬그라스Lemongrass는 이름 그대로 레몬 향이 나는 볏과 식물로 똠양꿍 등 태국요리에서 독특한 청량감을 주는 허브다. 소화기 계통에 작용하여 식욕부진, 소화불량, 과민성대장증후군 증상 완화에 뛰어나기 때문에 식후에 차로 마시면 좋다.

에센셜 오일의 주요 성분은 게나리올과 네롤이 섞인 시트랄로 항균, 항진균 작용을 한다. 머리를 맑게 해주는 효과가 있어 장시간 운전으로 피곤할 때 마시면 좋다.

추천하는 활용법

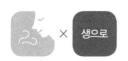

1. 향 즐기기 – 룸 스프레이를 만들어 방 안을 상쾌하게
① 50ml의 유리병에 무수에탄올을 10ml 넣는다.
② ①에 에센셜 오일을 15~20방울 더한다.
③ 정제수를 40ml 더한 후 잘 흔들어서 스프레이 용기에 담아 룸 스프레이로 사용한다.

(point) 아로마 디퓨저나 아로마 라이트(향초)를 사용해 방 안에 향을 발산시키는 방법도 추천한다.

그 외의 증상에 이용하기

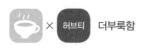

아티초크Artichoke는 지중해 연안을 원산지로 하는 국화과의 식물로 일본식 명칭은 조선 엉겅퀴이다. 비늘과 같은 꽃받침에 둘러싸인 커다란 꽃봉오리가 특징이다. 잎은 특유의 향과 쓴맛이 나며, 간 기능을 강화하는 작용을 한다. 고급 식재료로 사용하는 꽃봉오리는 칼륨, 칼슘, 철 등의 무기질 성분과 식이섬유를 풍부하게 함유하고 있다.

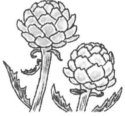

　허브티로 마시면 소화기 계통의 움직임이 활발해져 식욕부진 개선, 숙취 해소에 효과적이다.

추천하는 활용법

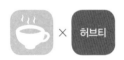

(point) 허브티로 만든 팩으로 복부를 찜질하는 방법도 효과적이다.

1. 마시기 – 특유의 쓴맛이 효과적

① 찻주전자와 컵에 뜨거운 물을 넣어 따뜻하게 데운다. 따뜻하게 데워지면 물을 버린다.

② 찻주전자에 티스푼으로 한 스푼 분량의 허브를 넣고 뜨거운 물을 부은 다음, 뚜껑을 덮고 약 3분간 성분을 추출한다.

③ 찻주전자를 흔들어 차의 농도를 고르게 한 다음, 찻잔에 마지막 한 방울까지 따른다. 하루에 3잔 정도 시간 간격을 두고 마신다.

그 외의 증상에 이용하기

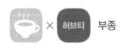 　　　　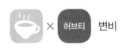

더부룩함

밥을 맛있게 먹고 난 후 더부룩함 때문에 괴로웠던 경험이 한 번쯤은 있을 것이다. 폭식과 폭음으로 속이 안 좋을 때는 식물을 이용해 몸의 안팎을 부드럽게 관리해보자.

더부룩한 속을 완화하는 레몬버베나

레몬버베나Lemon Verbena는 마편초과의 낙엽 관목으로 프랑스어로는 '베르벤느'라고 한다. 유럽에서는 레몬과 비슷한 향이 나는 잎을 핑거볼(식후에 손가락을 씻을 수 있게 물을 담아 내놓는 작은 그릇)에 넣어 향을 더하거나 고기나 생선의 비린내를 제거하는데 사용한다.

상쾌한 향의 허브티는 마음의 안정감을 가져다줌과 동시에 두통과 구토를 억제하는 효능이 있어 멀미 예방 및 완화, 더위로 인한 피로나 숙취 해소에도 이용한다. 원산지인 남미에서는 고산병 증상을 완화하는 식물로 오래 전부터 사용했다.

허브티로 이용하는 방법 이외에 놓쳐서는 안 될 것이 에센셜 오일의 효능이다. 부드럽게 작용하여 긍정적인 감정을 유도하며, 신경성 위장질환에 매우 효과적이다. 또한 혈류나 림프액의 흐름을 촉진시켜 혈액순환 장애, 냉증, 부종 개선에도 효과가 있다. 다이어트에도 추천하는 허브다.

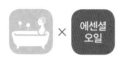

1. **목욕하기** – 아로마 목욕으로 신경성 위장질환 해소

① 따뜻한 물을 받은 욕조에 에센셜 오일을 3~5방울 떨어뜨린 다(욕조의 크기에 따라 조절한다).

② 에센셜 오일이 물 전체에 퍼지도록 잘 섞어준 다음 욕조에 들어간다.

③ 천천히 심호흡하며 향을 즐긴다.

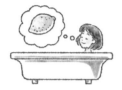

> (point) 천일염(또는 암염) 50g과 에센셜 오일 4~5방울을 섞어 만든 바스 솔트 사용도 추천한다.

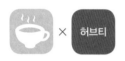

2. **마시기** – 숙취 해소를 위해 한 잔

따뜻하게 데운 찻잔에 티스푼으로 한 스푼 분량의 허브를 넣고 뜨거운 물을 부은 다음, 뚜껑을 덮고 약 3분간 기다린다. 하루에 3잔 정도, 시간 간격을 두고 마신다.

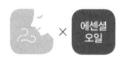

3. **향 즐기기** – 속이 거북할 때는 향으로

컵에 뜨거운 물을 넣고 에센셜 오일을 한 방울 떨어뜨린 후 수증기와 함께 향을 들이마신다.

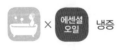 냉증   부종

자극이 적고 향이 부드러운 만다린

만다린Mandarin은 뽕깡(인도가 원산지인, 달고 향기로운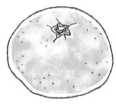
귤의 일종)과 비슷한 종으로 정식 명칭은 만다린
오렌지다. 중국 청나라 시절의 관리를 '만다린'이
라고 불렀는데, 그들이 입는 의복 색과 비슷하다고
해서 이름 붙여졌다는 설이 있다.

　자극이 적고 온화하게 작용하여 아이들도 안심하고 먹을 수 있다. 더부
룩함이나 소화불량 같은 소화기 계통의 증상에 효과적이며, 에센셜 오일
을 캐리어 오일에 섞어 복부에 바른 후 시계 방향으로 마사지를 하면 소
화를 촉진시켜 더부룩함을 개선할 수 있다.

추천하는 활용법

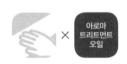

1. 바르기 – 마사지로 메슥거림을 완화

① 캐리어 오일을 비커 등의 용기에 넣는다.

② ①에 에센셜 오일을 넣는다. 바디용은 1% 이하, 얼굴용은
　0.5% 이하로 희석한다(에센셜 오일 한 방울은 0.05ml).

③ 복부에 오일을 바른 후 시계 방향으로 마사지한다.

°　자외선에 의한 피부 트러블(▶ p.21)이 생길 수 있기 때문에 피부에 사용한
　직후에는 직사광선을 피한다.

(point) 보관할 때는 갈색 유리병에
옮겨 담아 1~2개월 이내에
사용한다.

그 외의 증상에 이용하기

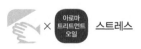 스트레스　　　　　 피부 미용

일본 혼슈 이남 지역에 폭넓게 분포한 녹나뭇과의 관목인 생강나무는 독특한 향이 있어 예전부터 이쑤시개로 사용되어 왔다. 상쾌한 향의 정체는 모노테르펜 알코올류의 리날로올와 게라니올이다. 로즈우드와 성분이 비슷하기 때문에 생가지를 꺾기만 해도 향이 번진다.

생강나무 에센셜 오일을 입욕제로 사용하면 혈액순환이 촉진되어 위장질환, 냉증, 거칠어진 피부 등 피부 컨디션을 조절한다. 허브티 찜질팩을 만들어 관리하는 방법도 추천한다.

추천하는 활용법

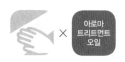

1. 바르기 – 오일 마사지로 위장질환 개선

① 캐리어 오일을 비커 등의 용기에 넣는다.

② ①에 에센셜 오일을 넣는다. 바디용은 1% 이하, 얼굴용은 0.5% 이하로 희석한다(에센셜 오일 한 방울은 0.05ml).

③ 복부에 발라 시계 방향으로 마사지한다.

(point) 보관할 때는 갈색 유리병에 옮겨 담아 1~2개월 이내에 사용한다. 나무의 향과 잘 어울리는 감귤계 향을 섞어 쓰면 더욱 좋다.

그 외의 증상에 이용하기

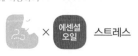 스트레스

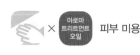 피부 미용

복부팽만

복부팽만으로 불쾌함이나 통증이 느껴질 때는 위와 장에 쌓인 가스를 배출시켜보자. 가스를 배출시키는 데 효과가 있는 허브의 도움을 받아보자.

이탈리아 요리에서 자주 사용하는 **오레가노**

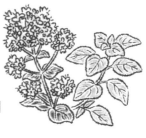

오레가노Oregano는 '와일드 마조람'이라는 이름으로도 알려져 있는 꿀풀과의 식물이다. 청량감과 약간의 매콤한 향이 특징이며, 토마토나 치즈와 궁합이 좋아 이탈리아 요리에서 자주 사용하는 허브다.

감기나 인플루엔자, 식중독 예방, 생리불순 완화 등 다양한 효과가 확인되었다. 특히 소화기 계통에 좋다고 알려져 있으며, 소화불량이나 식욕부진 개선 효과가 탁월하고 위장에 찬 가스를 배출시키기도 한다. 더부룩함을 완화하는 효과 외에도 기름진 식사 후에 소화를 촉진하는 효과가 있으므로 식후에는 허브티로 향을 즐기며 마셔보자.

오레가노 차는 생잎을 사용해도 좋지만, 건조시킨 오레가노는 깊고 매콤한 향이 한층 더 풍부하기 때문에 오레가노의 풍미를 제대로 즐길 수 있다. 또한 오레가노 향에는 마음을 굳건하게 해주는 효과가 있어 우울할 때도 도움이 된다.

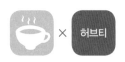

1. 마시기 – 오레가노 허브티로 뱃속을 개운하게

① 찻주전자와 컵에 뜨거운 물을 넣어 따뜻하게 데운다. 따뜻하게 데워지면 물을 버린다.

② 찻주전자에 티스푼으로 한 스푼 분량의 허브를 넣고 뜨거운 물을 부은 다음, 뚜껑을 덮고 약 3분간 성분을 추출한다.

③ 찻주전자를 흔들어 차의 농도를 고르게 한 다음, 찻잔에 마지막 한 방울까지 따른다. 하루에 3잔 정도 시간 간격을 두고 마신다.

(point) 생잎, 말린 잎 모두 즐길 수 있다. 말린 잎이 향이 더 강하다.

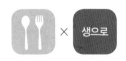

2. 먹기 ① – 오레가노 소금

절구에 말린 오레가노 잎을 3~5g 정도 넣고 간 다음 소금 1큰술을 더한다. 고기 요리나 수프에 적절히 뿌려서 사용한다.

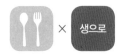

3. 먹기 ② – 만능 허브 식초

곡물 식초 200ml, 오레가노, 로즈메리, 바질, 말린 양파를 각 1/2 작은술, 설탕과 소금을 약간 더해 잘 섞는다.

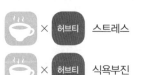 스트레스

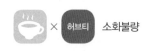 소화불량

식욕부진

로렐Laurel은 녹나뭇과의 식물로 우리에게는
월계수라는 이름이 더 친숙하다. 고대 그리
스 시대부터 승자의 왕관으로 월계관을 사
용했다. 서양의 스튜나 수프, 조림 요리에서
빠트릴 수 없는 향신료다.

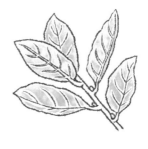

　　잎에서 추출한 에센셜 오일의 향기는 마음을 안정시킨다. 복부팽만이
느껴질 때는 식후 방향욕으로 이용하거나 아로마 트리트먼트 오일로 복
부를 마사지하면 복부의 움직임을 활발하게 만들어 장에 쌓인 가스를 배
출시키고 소화불량을 개선하는 데 효과적이다.

추천하는 활용법

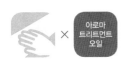

1. 바르기 – 마사지로 위장의 움직임을 활발하게

① 캐리어 오일을 비커 등의 용기에 넣는다.

② ①에 에센셜 오일을 넣는다. 바디용은 1% 이하, 얼굴용은
　0.5% 이하로 희석한다(에센셜 오일 한 방울은 0.05ml).

③ 복부에 바른 후 시계 방향으로 마사지한다.

point　성분이 강한 에센셜 오일이
므로 일반적인 농도보다 옅
은 농도로 사용한다.
보관할 때는 갈색 유리병에
옮겨 담아 1~2개월 이내에
사용한다.

그 외의 증상에 이용하기

 × 감기　　　　 × 냉증

모링가Moringa는 인도 북부지역을 원산지로 하는 모링가과의 식물이다. 씨앗, 줄기, 잎, 꽃, 뿌리 모든 부분을 먹을 수 있다. 모링가는 비타민류, 칼슘, 아미노산, 단백질, 식이섬유 등을 풍부하게 함유하고 있어 기적의 나무, 약상자 나무라고도 불린다. 인도의 전통의학 아유르베다에서는 '모링

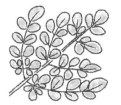

가는 300가지의 질병을 예방한다'라고 말할 정도다.

복부팽만이 신경 쓰일 때 모링가 허브티를 마시면 장운동이 활발해져 노폐물을 배출하는 데 도움이 된다.

추천하는 활용법

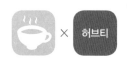

point 레몬그라스나 페퍼민트와의 블렌딩도 추천한다.

1. 마시기 – 복부팽만을 개선하는 모링가티

① 찻주전자와 컵에 뜨거운 물을 넣어 따뜻하게 데운다. 따뜻하게 데워지면 물을 버린다.

② 찻주전자에 티스푼으로 한 스푼 분량의 허브를 넣고 뜨거운 물을 부은 다음, 뚜껑을 덮고 약 3분간 성분을 추출한다.

③ 찻주전자를 흔들어 차의 농도를 고르게 한 다음, 찻잔에 마지막 한 방울까지 따른다. 하루에 3잔 정도 시간 간격을 두고 마신다.

그 외의 증상에 이용하기

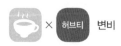 변비

구토증

구토 증상은 위장 질환 외에도 극심한 긴장이 원인이 되기도 한다. 건강한 위를 만들고, 마음을 안정시키는 허브를 추천한다.

일본의 전통 건강식품인 매실

2월이 되면 하얀 꽃을 피우는 매화나무는 이른 봄을 예고하는 나무로 친숙하다. 오늘날 꽃구경이라고 하면 벚꽃을 먼저 떠올리지만, 8세기(나라 시대)에는 매화의 인기가 높아 《만요집(일본에서 가장 오래된 시가집)》에도 매화에 관한 노래가 100수 남짓 실려 있다.

매화나무 열매를 장아찌로 담근 매실장아찌는 일본의 밥도둑으로 유명한 전통식품이다. 그 외에도 청매실을 술에 담가 만드는 매실주나 소주에 매실장아찌를 재워 만든 술도 많은 이들의 사랑을 받는다.

매실장아찌의 효능은 예전부터 잘 알려져 있듯이 헤이안 시대(8~12세기)에 일본 천왕이 매실장아찌를 먹고 병을 고쳤다는 이야기도 전해져 내려온다. 또한 전국 시대(15~16세기)에는 식중독 예방, 상처 소독, 갈증을 억제하는 목적으로 무사들의 필수품으로 사용되었다.

짭조름하고 새콤한 매실장아찌는 식욕을 돋우며, 염분을 효율적으로 섭취할 수 있어 지금도 귀하게 여겨지는 식품이다. 위가 아플 때 매실장아찌 한 알을 먹으면 입안을 산뜻하게 해 불쾌감을 완화시킨다.

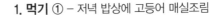

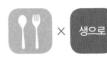

1. 먹기 ① – 저녁 밥상에 고등어 매실조림

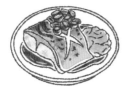

① 고등어 두 토막에 칼집을 넣고, 청주 1작은술을 뿌려 비린내를 제거한다.

② 냄비에 물 100ml, 청주 2작은술, 맛술과 간장 각각 1작은술을 넣고 보글보글 끓인다.

③ ②가 펄펄 끓으면 씨앗을 제거한 매실장아찌를 넣은 후 한 번 더 끓인다.

④ 그릇에 담아 가늘게 채 썬 파를 곁들인다.

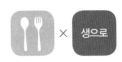

2. 먹기 ② – 구토에 좋은 오이 매실장아찌 절임

오이를 먹기 쉬운 크기로 잘게 썰어 절인 매실장아찌와 섞는다. 가쓰오부시 한 꼬집, 간장을 조금 더한다.

3. 마시기 – 매실간장 오차즈케

씨앗을 제거한 매실장아찌 한 개를 으깨서 물에 넣고 간장과 생강즙을 각각 1작은술씩 넣은 다음 우려낸 녹차를 부어 섞는다.

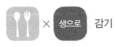 감기   숙취 해소

청량감으로 뱃속도 기분도 상쾌해지는 **페퍼민트**

페퍼민트는 치약이나 술에 향을 더할 때 사용하는 친근한 허브다. 고대 로마에서는 파티를 열 때 페퍼민트로 엮은 왕관을 썼다고 한다. 페퍼민트라고 하면 박하 성분이 가장 유명하지만 그 외에도 다양한 성분이 섞여서 상쾌한 향을 즐길 수 있다. 상쾌한 향의 에센셜 오일은 구토와 속쓰림 증상에 자주 사용한다. 또한 페퍼민트의 향은 마음을 굳건하게 해주는 효과가 있어 우울해지려고 할 때도 도움이 된다.

추천하는 활용법

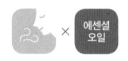

1. 향 즐기기 – 향을 맡기만 해도 기분이 전환

① 50ml의 유리병에 무수에탄올을 10ml를 넣는다.

② ①의 용기에 에센셜 오일을 15~20방울 더한다.

③ 정제수를 40ml 더한 후 잘 흔들어서 스프레이 용기에 담아 룸 스프레이로 사용한다.

(point) 아로마 디퓨저나 아로마 라이트를 사용해 방 안에 향을 발산시키는 방법도 추천한다.

그 외의 증상에 이용하기

 × 허브티 소화불량
(▶ p.137~138)

 × 건망증

여성의 몸은 호르몬의 불균형으로 인해 여러 가지 질병에 노출되기 쉽다. 생리통이나 생리전증후군(PMS)은 몸과 마음에 고통을 주며, 임신 중이나 출산 후에는 신경이 예민해지기 쉽다. 호르몬 균형과 마음의 상태를 조절하는 허브로 몸과 마음을 부드럽게 다스려보자.

생리통 | 거칠어진 피부 | 산전 · 산후 관리
생리전증후군(PMS) | 냉증

chapter 5

여성 질환

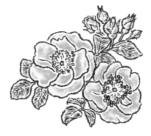

생리통

생리 중에 나타나는 하복부 통증, 권태감, 생리통 완화에는 경련 억제, 지혈, 항염증, 호르몬성 작용을 지닌 허브를 이용한다.

여성에게 좋은 성분이 가득한 **레몬밤**

레몬밤Lemon Balm은 꿀풀과의 허브로 레몬과 비슷한 향이 난다고 해서 이름 붙여졌다. '멜리사'라고도 부르며 그리스어로 '꿀벌'을 의미한다. 허브티나 에센셜 오일로 방향욕을 즐기기도 하고, 아로마 마사지로 몸과 마음을 치유하기도 한다.

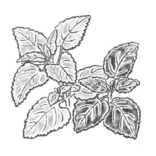

　에센셜 오일은 레몬밤의 잎을 수증기 증류법으로 추출하는데, 추출량이 매우 적기 때문에 고가의 귀한 오일이다. 레몬밤의 방향 성분에는 시트로넬랄, 게라니올, 시트랄 등이 들어 있어 각 성분들의 상호작용을 통해 진정, 강장, 땀 배출, 이뇨, 항알레르기 작용을 한다. 기관지염이나 꽃가루 알레르기 증상을 완화하고 열을 내리는 데에도 이용한다.

　또한 흥분을 억제하고 감정의 기복을 다스린다. 불면증, 신경성 위염, 긴장성 두통, 여성호르몬 불균형으로 인한 생리통, 생리전증후군(PMS) 완화 등 폭넓은 용도로도 사용한다.

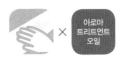 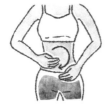 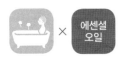

1. 바르기 – 생리통에는 복부 마사지를

① 캐리어 오일을 비커 등의 용기에 넣는다.

② ①에 에센셜 오일을 넣는다. 바디용은 1% 이하, 얼굴용은 0.5% 이하로 희석한다(에센셜 오일 한 방울은 0.05ml).

③ 복부에 바른 다음 시계 방향으로 마사지한다.

(point) 보관할 때는 갈색 유리병에 옮겨 담아 1~2개월 이내에 사용한다.

2. 목욕하기 – 향이 혈액순환을 촉진해 통증을 완화

욕조에 에센셜 오일을 3~5방울 떨어뜨려 잘 섞어준 다음, 욕조에 들어가 천천히 심호흡하며 향을 즐긴다.

3. 마시기 – 진통 효과가 있는 허브티로 복부 다스리기

따뜻하게 데운 찻잔에 티스푼으로 한 스푼 분량의 허브를 넣고 뜨거운 물을 부은 다음, 뚜껑을 덮고 약 3분간 기다린다. 하루에 3잔 정도, 시간 간격을 두고 마신다.

그 외의 증상에 이용하기

 × 위통   × 스트레스

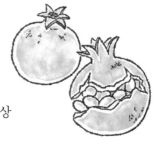

9~10월에 걸쳐 붉은색 열매를 맺는 석류
나무는 터키, 서남아시아, 남유럽이 원산지
라는 여러 가지 설이 있다. 석류나무는 예
전부터 열매를 먹는 것 외에도 정원수 등 관상
용으로도 인기가 높았다.

주렁주렁 열린 열매는 '영원한 젊음, 풍성함, 다산의 상징'으로 여겨왔
다. 석류는 폴리페놀 성분을 함유하고 있다. 그 중에서 폴리페놀의 일종
인 엘라그산은 항산화 효과가 있어 화장품의 미백 성분으로 이용한다. 또
한 여성호르몬인 에스트로겐과 유사한 성분이 생리통이나 갱년기장애
증상을 조절하기 때문에 특히 여성에게 좋은 과일로 알려져 있다.

석류는 버릴 것이 없다. 말린 나무껍질이나 뿌리껍질은 달여서 차로 마
시기도 하고, 가글액으로 사용하면 목 통증이나 입 냄새를 예방하는 데
매우 효과적이다. 설사를 멈추기 위해서는 열매를 건조했다가 달여서 마
시면 좋다.

석류를 살 때는 맛있게 익어서 균열이 있고 윤기가 있으며 색이 선명
한 것으로 고른다. 시중에서 쉽게 구할 수 있는 석류즙이나 석류주스를
이용할 수도 있다.

×

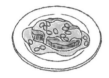

1. 먹기 ① – 석류소스 만들기

① 고기를 구운 다음, 남아 있는 기름을 닦아 낸 프라이팬에 올리브유를 적정량 두른다.

② 프라이팬에 츄노소스(우스타 소스와 돈가스 소스를 섞은 것)와 케찹을 각각 2큰술, 청주 2큰술, 버터를 조금 넣는다.

③ 마지막으로 석류 1/2개를 넣고 한소끔 끓이면 완성이다.

 고기볶음, 햄버그 등에 잘 어울린다. 흰살 생선구이, 도미 카르파초(익히지 않은 생 소고기를 얇게 썰어 소스를 뿌려 먹는 이탈리아 요리) 등 생선요리에 곁들여도 맛있다.

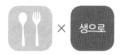

2. 먹기 ② – 맛있게 익어 균열이 생긴 석류

석류를 생으로 먹는 경우에는 과실에 균열이 있는 상품을 고른다. 비닐에 담아 냉장고에 며칠 동안 보관해도 된다.

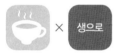

3. 마시기 – 여성 질환을 개선하는 석류주스

석류의 씨앗에서 추출한 엑기스가 배합되어 있는 석류주스는 여성 호르몬의 에스트로겐과 유사한 효과를 얻을 수 있다.

 × 미백   × 갱년기장애

 × 입 냄새   × 설사

'여성을 응원하는 허브, 순산의 허브'라고도 불리는 라즈베리 잎은 오래 전부터 이용해왔다. 진통을 완화하고 산후의 체력 회복, 모유수유에 효과가 있다고 알려지면서 유럽에서 다양한 방법으로 활용하기 시작했다. 플라보노이드 배당체와 타닌 성분의 상호작용으로 자궁과 골반 주변의 근육을 조절하기 때문에 생리통이나 생리전증후군(PMS)에 효과가 있다.

또한 비타민류, 무기질, 철분을 풍부하게 함유하고 있어 항산화 작용이 뛰어나 노화 방지 효과를 기대할 수 있다.

추천하는 활용법

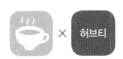

1. 마시기 – 생리통 완화에 좋은 허브티

① 찻주전자와 컵에 뜨거운 물을 넣어 따뜻하게 데운다. 따뜻하게 데워지면 물을 버린다.

② 찻주전자에 티스푼으로 한 스푼 분량의 허브를 넣고 뜨거운 물을 부은 다음, 뚜껑을 덮고 약 3분간 성분을 추출한다.

③ 찻주전자를 흔들어 차의 농도를 고르게 한 다음, 찻잔에 마지막 한 방울까지 따른다. 하루에 3잔 정도 시간 간격을 두고 마신다.

(point) 로즈힙과 블렌딩하는 방법을 추천한다. 로즈힙 열매는 단단하기 때문에 추출 시간이 길다.

그 외의 증상에 이용하기

 다이어트   감기

통증과 짜증을 완화하는 세인트존스워트

세인트존스워트는 통증을 완화하고 염증을 억제하는 효능으로 오래 전부터 전쟁터의 부상병 치료제로 사용해왔다. 휴식 효과가 있는 r-아미노산(GABA)과 신경을 활성화하는 하이퍼리신 성분이 상호작용하여 생리중이나 생리 전후의 짜증을 완화시킨다.

추천하는 활용법

1. 마시기 – 기분을 밝고 상쾌하게

① 찻주전자와 컵에 뜨거운 물을 넣어 따뜻하게 데운다. 따뜻하게 데워지면 물을 버린다.

② 찻주전자에 티스푼으로 한 스푼 분량의 허브를 넣고 뜨거운 물을 부은 다음, 뚜껑을 덮고 약 3분간 성분을 추출한다.

③ 찻주전자를 흔들어 차의 농도를 고르게 한 다음, 찻잔에 마지막 한 방울까지 따른다. 하루에 3잔 정도 시간 간격을 두고 마신다.

플로럴 중에서도 화사한 향을 내는 제라늄Geranium은 호르몬 분비를 조절
해 몸과 마음이 균형을 이룰 수 있도록 도와준다. 생리통이나 생리전증후
군(PMS) 증상을 완화하는 것 이외에 피지 분비를 조절해 지성피부나 건
성피부를 관리하는 데 유용하다.

추천하는 활용법

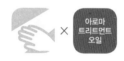

1. 바르기 – 향기로 기분을 느긋하게

① 캐리어 오일을 비커 등의 용기에 넣는다.

② ①에 에센셜 오일을 넣는다. 바디용은 1% 이하, 얼굴용은
0.5% 이하로 희석한다(에센셜 오일 한 방울은 0.05ml).

③ 증상이 나타난 부위에 바르거나 마사지한다.

그 외의 증상에 이용하기

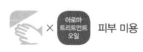 피부 미용

거칠어진 피부

아침에 화장이 잘 되었는지 여부에 따라 하루의 기분이 좌우되기도 한다. 피부에 좋은 비타민을 충분히 섭취하여 윤기 나는 피부로 가꿔보자.

비타민C의 왕 아세롤라

우리에게도 친숙한 아세롤라Acerola는 서인도 제도, 남미 북부가 원산지인 식물이다. 대항해 시대에 스페인과 영국 사람에 의해 전 세계로 알려졌으며, 일본에서는 오키나와와 오가라사와 제도에서 재배되고 있다.

아세롤라는 비타민C의 보고로 알려져 있는데 함유량은 과일 중에서도 단연 상위권에 속한다. 레몬 과즙 100g에 함유된 비타민C의 양이 약 50mg이라면 아세롤라에는 1000mg 이상이 들어 있다.

비타민C 외에도 다량의 폴리페놀 성분이 들어 있는데 그 중에서도 특히 폴리페놀의 일종인 안토시아닌이 다량 응축되어 있다. 붉은 열매의 색소 성분 역시 안토시아닌 때문이다. 안토시아닌에는 활성산소 발생을 억제하는 항산화 효과가 있어 비타민C와 함께 섭취하면 항산화 작용이 더욱 강력해진다. 이러한 상호작용을 통해 호르몬 불균형으로 인해 거칠어진 피부를 개선하는 효과를 기대할 수 있다.

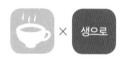

1. 마시기 ① – 아세롤라주스로 비타민C 충분히 섭취하기

① 냉동 아세롤라 10알을 해동한다.

② ①의 아세롤라와 물 150ml, 꿀 적정량을 믹서에 간다.

③ 완성된 아세롤라주스를 하루에 3번, 식후에 마신다. 민트티와 블렌딩하는 방법도 추천한다.

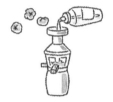

point 식전에 비해, 식후 비타민C의 흡수율이 1.6배 높다. 남는 비타민C는 체외로 배출되기 때문에 매일 마셔도 된다.

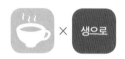

2. 마시기 ② – 피부에 좋은 토마토 · 아세롤라주스

토마토주스와 아세롤라주스를 섞으면 리코펜과 비타민C를 함께 섭취할 수 있어 피부 미용에 좋다. 레몬즙을 섞어서 마시는 방법도 추천한다.

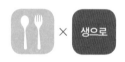

3. 먹기 – 피부에 좋은 아세롤라 젤리

따뜻한 물에 녹인 젤라틴 5g에 시중에 판매하는 아세롤라 주스 200ml를 섞어, 식혀서 굳힌다. 단맛을 좋아할 경우, 젤라틴에 설탕을 추가한다.

그 외의 증상에 이용하기

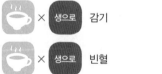 감기   스트레스

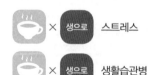 빈혈   생활습관병

널리 사랑받는 과일인 딸기는 19세기(에도 시대 말
기)에 네덜란드에서 전해졌다. 과일 중에서도
비타민C가 풍부하게 함유되어 있다고 알려
져 있다. 비타민C에는 주름과 주근깨의
원인이 되는 멜라닌 색소 침착을 억제하
는 효과가 있다.

비타민C에서 주목하고 싶은 것은 콜라겐 성분과의 관계다. 피부와 근
육의 세포를 결합시키는 콜라겐은 피부의 탄력을 지키는 데 필요한 단백
질의 일종이다. 콜라겐을 체내에서 생성하기 위해서는 비타민C가 반드시
필요하다. 매끄럽고 아름다운 피부를 지키기 위해 비타민C가 풍부한 딸
기를 충분히 섭취하자.

비타민C 이외에도 딸기는 항산화 효과가 뛰어난 폴리페놀의 일종인
안토시아닌, 카테킨 등 다양한 성분을 풍부하게 함유하고 있어 눈의 피로
를 완화하는 등 여러 가지 효과를 기대할 수 있다.

다양한 유효 성분이 응축되어 있는 딸기에는 칼륨과 엽산의 함유량이
높아 혈압을 조절하는 역할도 한다. 특히 엽산은 태아의 신경관 폐쇄장
애 위험을 낮추는 효과가 뛰어나 임신 초기의 여성에게 엽산 섭취를 권
장한다.

딸기는 생으로 먹거나, 잼이나 주스로 가공하는 등 여러 가지 방법으로
섭취할 수 있다. 평소에 자주 섭취하여 피부의 노화를 방지하고 아름다운
피부를 유지해보자.

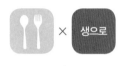

1. 먹기 ① – 딸기의 영양성분을 놓치지 않는 요령

- 신선한 빨간색이 고르게 분포되어 있으며, 초록색 잎이 진한 딸기를 고른다.
- 꼭지를 떼고 씻으면 비타민C가 씻겨 내려가기 때문에 꼭지를 떼지 않은 상태에서 물에 씻는다.
- 끝부분이 달기 때문에 꼭지 부분부터 먹으면 마지막까지 단맛을 느낄 수 있다.

> point   딸기는 오래 보존할 수 없기 때문에 빠른 시일 안에 먹도록 한다. 씻으면 신선도가 떨어지므로 씻지 않은 상태에서 비닐 랩에 싸서 보관한다.

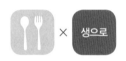

2. 먹기 ② – 딸기잼 만들기

냄비에 깨끗하게 씻은 딸기 300g을 넣고 설탕 100g을 붓는다. 레몬즙을 살짝 더한 후, 중불에 타지 않도록 살살 저어가며 끓인다.

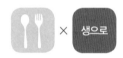

3. 먹기 ③ – 싱싱한 딸기 샐러드

딸기는 오이, 레몬, 치즈와 궁합이 잘 맞는다. 샐러드에 딸기를 넣기만 해도 비타민C 섭취의 기회가 늘어난다.

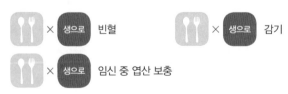

녹황색 채소의 왕 당근

'녹황색 채소의 왕'이라고 불리는 당근은 비타민류, 무기질류를 골고루 함유하고 있다. 그중에서도 카로티노이드의 일종인 카로틴이 풍부하다. 카로틴은 강력한 항산화의 힘을 가진 성분 중 하나로 체내에서 비타민A로 바뀐다. 또한 피부나 점막의 탄력을 높여주기 때문에 피부가 거칠어졌을 때는 당근을 충분히 섭취하도록 한다. 카로틴은 오일과 함께 섭취하면 체내 흡수율이 높아지므로 기름에 볶거나 튀김으로 먹는 방법을 추천한다.

추천하는 활용법

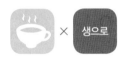

1. 마시기 – 아름다운 피부로 가꿔주는 당근주스

① 당근, 레몬, 사과를 깨끗하게 씻어 껍질을 벗긴 다음 적당한 크기로 자른다.

② 믹서에 간다. 달콤함을 더하고 싶으면 꿀을 적당량 넣는다. 소송채(칼슘과 철분이 풍부하고 아삭한 식감이 일품인 잎채소)나 파슬리 등 다른 채소나 과일과 함께 섞어도 좋다.

point 생당근에는 비타민C를 파괴하는 효소가 들어 있지만, 레몬이나 식초를 첨가하면 손실을 줄일 수 있다.

그 외의 증상에 이용하기

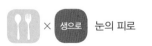 눈의 피로

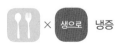 냉증

피부의 구세주 쑥

쑥의 효능은 전 세계에 널리 알려져 있다. 비타민, 무기질, 폴리페놀 등을 풍부하게 함유하고 있으며 호르몬의 불균형으로 거칠어진 피부를 개선하는 데 효과적이다. 그 외에도 자궁을 따뜻하게 하기 때문에 생리통, 냉증, 산후 관리 등 많은 여성들이 안고 있는 고민을 해결해준다. 또한 쑥은 피를 맑게 하고 혈액순환을 개선해 성인병을 예방하는 효과도 기대할 수 있다.

추천하는 활용법

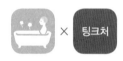

1. **목욕하기** – 쑥으로 피부 보습
밀폐 유리용기에 허브와 증류주를 넣고 2~4주 정도 추출한다. 따뜻한 물을 받은 욕조에 팅크처를 50ml 정도 넣고, 잘 섞은 후 천천히 욕조에 들어간다.

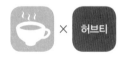

2. **마시기** – 피부 질환에 좋은 허브티
따뜻하게 데운 찻잔에 티스푼으로 한 스푼 분량의 허브를 넣고 뜨거운 물을 부은 다음, 뚜껑을 덮고 약 3분간 기다린다. 하루에 3잔 정도, 시간 간격을 두고 마신다.

상처 난 피부를 지켜주는 **카렌듈라**

카렌듈라Calendula는 금잔화라고도 불리는 국화과 식물로 산뜻한 오렌지색
의 꽃은 카로틴과 스테롤류, 플라보노이드를 함유하고 있다. 상처 난 피부
나 점막, 혈관을 회복시키고 보호하는 역할을 한다.

　또한 살균, 소염, 지혈 효과가 있다. 피부가 거칠어졌을 때나 햇볕에 탔
을 때, 화상 · 염증 · 습진에, 주름이나 피부가 처지는 것을 예방하는 데 사
용하여 '피부의 보디가드'라고도 불린다.

추천하는 활용법

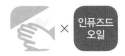

1. 바르기 – 피부를 지키는 오일

① 밀폐 유리용기에 허브를 용기의 1/3 정도 넣고, 캐리어 오일
　을 용기의 80% 정도까지 붓는다.

② 반드시 뚜껑을 닫은 후 햇볕이 잘 드는 장소(강한 직사광선은 피
　한다)에서 2~4주 정도 보관한다. 이후 키친타월이나 거즈로
　인퓨즈드 오일을 거른다.

③ 인퓨즈드 오일을 증상이 나타난 부위에 바른다.

출산 전후 관리

임신과 출산은 여성의 몸에 많은 변화를 가져온다. 식물의 힘으로 부드럽게 관리하여 앞으로의 육아를 준비해보자.

여성을 지켜주는 꽃의 여왕 장미

'꽃의 여왕'이라고 불리는 장미는 이름 그대로 달콤하고 우아한 향을 풍긴다. 여성의 몸과 마음에 나타난 증상에 뛰어난 힘을 발휘하며, 장미 허브티는 '여성을 위기에서 지켜주는 차'라고도 불린다.

의학의 아버지로 불리는 고대 그리스의 히포크라테스가 쓴 책에도 장미를 사용한 치료법이 등장하는 등 오래 전부터 이용해왔다. 입 안이나 목의 점막을 치료하는 것 외에 소화기계의 증상을 완화하고, 건조한 피부를 촉촉하게 해주는 등 다양한 효과가 있다.

장미향은 예민해진 신경을 진정시키고 행복하고 온화한 기분이 들게 하는 것 외에도 여성호르몬의 밸런스를 조절하고 생리전증후군(PMS)이나 갱년기장애 같은 여성 질환을 완화한다.

장미 에센셜 오일은 대량의 꽃에서 소량밖에 추출하지 못하기 때문에 가격이 비싸지만 스킨 케어, 바디 케어 등 다양한 용도로 사용한다.

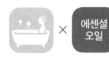

1. **목욕하기** – 우아하게 즐기는 장미 아로마 목욕

① 따뜻한 물을 받은 욕조에 에센셜 오일을 한 방울 떨어뜨린다
   (욕조의 크기에 따라 조절한다).

② 에센셜 오일이 물 전체에 퍼지도록 잘 섞어준 다음 욕조에 들
   어간다.

③ 천천히 심호흡하며 향을 즐긴다.

(point) 방향성이 강한 에센셜 오일이기 때문에 소량만 사용해도 충분하다.

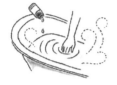

2. **바르기** – 복부 마사지

에센셜 오일과 캐리어 오일을 바디용은 1% 이하, 얼굴용은
0.5% 이하로 희석(에센셜 오일 한 방울은 0.05ml)하여 복부를 마사지
한다.

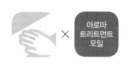

3. **향 즐기기** – 화사한 향기로 마음의 균형 잡기

컵에 뜨거운 물을 붓고 에센셜 오일을 한 방울 떨어뜨려 수증기
와 함께 향을 마신다.

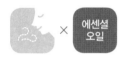

그 외의 증상에 이용하기

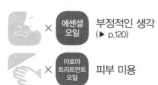

부정적인 생각
(▶ p.120)

피부 미용

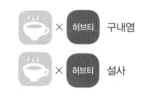

구내염

설사

네롤리Neroli는 등자(비터 오렌지)나무에 피는 꽃에서 추출한 에센셜 오일이다. 네롤리에는 아세트산리날릴, 리날로올, 네롤리돌 등의 성분이 함유되어 있어 진정과 완화 효과로 마음을 진정시키고 행복감을 가져다준다.

출산 전후로 나타나는 우울감이나 마음이 답답해지는 증상에도 매우 효과적이다. 또한 호르몬 불균형으로 생기는 생리전증후군(PMS)이나 갱년기장애 등 여성의 몸과 마음에 나타나는 증상을 조절한다.

이러한 효과를 바탕으로 감정 기복으로 인해 쉽게 잠들지 못할 때는 취침 전에 네롤리를 푼 아로마 목욕을 하면 편안한 수면을 유도할 수 있다. 참고로 편안하게 잠들고 싶을 때는 부교감신경을 활성화하는 38도 정도의 미지근한 물을 추천한다. 심리적 효과뿐만 아니라 피부의 노화방지, 항염증, 피부 재생 효과까지 있다.

네롤리는 화장품 원료로도 사용한다. 건성피부에서 민감성피부까지 모든 타입의 피부 관리용 화장품으로 사용할 수 있기 때문에 많은 사랑을 받는다. 더욱이 피부를 부드럽게 지켜주기 때문에 임신 중에 나타나는 임신선 예방에도 매우 효과적이다. 네롤리 트리트먼트 오일로 복부를 부드럽게 마사지해보자.

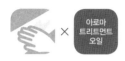
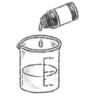

1. 바르기 – 임신선 예방에 효과적인 마사지

① 캐리어 오일을 비커 등의 용기에 넣는다.

② ①에 에센셜 오일을 넣는다. 바디용은 1% 이하, 얼굴용은 0.5% 이하로 희석한다(에센셜 오일 한 방울은 0.05ml).

③ 임신선이 신경 쓰이는 부위에 바르거나 마사지한다.

point 보관할 때는 갈색 유리병에 옮겨 담아 1~2개월 이내에 사용한다.

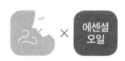

2. 향 즐기기 – 향기로 출산 전후의 기분을 온화하게

컵에 뜨거운 물을 붓고 에센셜 오일을 한 방울 떨어뜨려 수증기와 함께 향을 마신다.

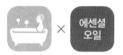

3. 목욕하기 – 목욕으로 피부 마사지

욕조에 에센셜 오일을 3~5방울 떨어뜨리고, 잘 섞은 다음 들어가 수증기를 마시듯이 호흡한다.

그 외의 증상에 이용하기

 × 모발 관리

 × 거칠어진 피부

 ×  불면증

 × 생리전증후군

라벤더는 전 세계의 사랑을 받는 대표적인 허브로 유럽에서는 오래 전부터 민간요법으로 사용해왔다. 라벤더 에센셜 오일은 수증기증류법으로 추출한다. 추출 과정에서 생기는 부산물이 라벤더 워터(방향 증류수)다. 화장수의 원료로 사용하며, 소염 작용으로 피부 관리에도 효과적이다.

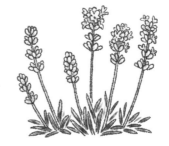

  진정, 진통, 항불안 등 폭넓은 효과를 기대할 수 있으며, 세포의 신진대사를 원활하게 해 상처 난 피부의 회복을 돕는다.

추천하는 활용법

 ×

1. 팩하기 – 피부 회복을 촉진하는 로션팩
① 플로럴 워터를 화장솜에 충분히 적신다.
② 증상이 느껴지는 부위에 화장솜을 얹는다.
③ 손으로 지그시 눌러 플로럴 워터가 스며들도록 로션팩을 한다.

그 외의 증상에 이용하기

 거칠어진 피부   × 햇볕에 탔을 때

짜증을 억제하는 부드러운 향 **프랑킨센스**

신비롭고 불가사의한 향이 나는 프랑킨센스Frankincence는 유향나무로도 불린다. 예수가 태어났을 때 동방박사 세 사람이 '황금, 몰약'과 함께 프랑킨센스(향유)를 바쳤다는 에피소드가 유명하다.

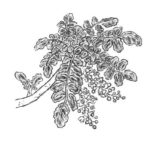 부드러운 프랑킨센스 향은 마음을 안정시켜 산후 조리로 몸과 마음을 관리하는 데 효과적이다. 삼림욕을 연상시키는 알파넨과 감귤계의 리모넨이 상호작용하여 출산 후에 나타나는 짜증과 우울증을 해소한다. 그 외에도 생리통이나 생리전증후군(PMS) 완화에도 사용한다.

추천하는 활용법

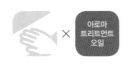

1. 바르기 – 마사지로 편안한 휴식을

① 캐리어 오일을 비커 등의 용기에 넣는다.

② ①에 에센셜 오일을 넣는다. 바디용은 1% 이하, 얼굴용은 0.5% 이하로 희석한다(에센셜 오일 한 방울은 0.05ml).

③ 증상이 나타난 부위에 바르거나 마사지한다.

(point) 보관할 때는 갈색 유리병에 옮겨 담아 1~2개월 이내에 사용한다.

그 외의 증상에 이용하기

 근육통(▶ p.75)

 꽃가루 알레르기

생리전증후군

생리 중일 때뿐만 아니라 생리를 시작하기 전부터 증상이 나타나기도 한다. 허브의 힘으로 몸과 마음에 나타나는 증상을 안정시키자.

다양한 여성 질환을 개선하는 홍화

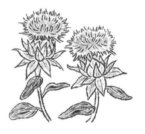

홍화는 염료나 식용유로, 의식용이나 립스틱의 색소로 고대에서부터 사용해왔다. 원산지는 이집트, 지중해 연안 등으로 일본에는 3세기경에 전해졌으며 '잇꽃'이라고도 부른다.

일찍이 일본에서는 '스에쓰무하나, 쿠레아이'라고도 불렸다. 일본 최고의 고전으로 손꼽히는 《겐지 이야기(源氏物語)》에 홍화 색의 코를 가진 여신 '스에쓰무하나'가 등장하는 등 당시부터 염료로 활용했음을 엿볼 수 있다. 에도시대에는 홍화를 '쪽'과 더불어 2대 염료로 폭넓게 사용했다.

또한 중국의 약초서 《본초강목》이나 의학서에 약초 '홍람화'라고 실려 있다. 지금도 혈액순환을 촉진하여 냉증 개선, 생리전증후군(PMS)이나 갱년기 증상 완화 등 여성의 몸과 마음에 나타나는 질병을 개선하는 허브로 알려져 있다.

에도시대부터 홍화 산지로 널리 알려진 야마가타 현에서 실시한 연구에서는 홍화에 항산화 효과와 더불어 콜레스테롤 수치를 낮추는 효과, 진정·진통 효과가 있다고 보고했다.

1. 마시기 ① – 체온 상승

① 찻주전자와 컵에 뜨거운 물을 넣어 따뜻하게 데운다. 따뜻하게 데워지면 물을 버린다.

② 찻주전자에 티스푼으로 한 스푼 분량의 허브를 넣고 뜨거운 물을 부은 다음, 뚜껑을 덮고 약 3분간 성분을 추출한다.

③ 찻주전자를 흔들어 차의 농도를 고르게 한 다음, 찻잔에 마지막 한 방울까지 따른다. 하루에 3잔 정도 시간 간격을 두고 마신다.

point) 라즈베리, 카렌듈라, 세이지와의 블렌딩도 추천한다.

2. 마시기 ② – 여성 질환에 좋은 허브티

밀폐 유리용기에 허브와 증류주를 넣고 2~4주 정도 추출한다. 팅크처는 차가운 물이나 따뜻한 물, 허브티에 적정량 넣어 마신다.

3. 먹기 – 녹색 채소나 두부에 곁들이기

홍화를 끓는 물에 데쳐서 다양한 요리에 곁들여 먹는다. 몸에 나타난 여러 증상을 완화하는 데 매우 효과적이다.

 냉증   갱년기장애

변비를 개선하는 무화과

고대 이집트의 벽화에도 그려진 무화과는 6,000년 전부터 재배했다고 전해진다. 한자로는 '무화과無花果'라고 쓰지만, 꽃이 피지 않는 것이 아니라 열매 속에 꽃이 숨겨진 특이한 과일이다.

식이섬유가 풍부하여 하루에 2~3개 정도 먹으면 장의 움직임을 활성화시켜 변비를 개선한다. 생리전증후군(PMS)으로 변비에 걸리기 쉬운 여성은 더 적극적으로 섭취해보자.

추천하는 활용법

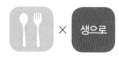

1. 먹기 – 변비가 신경 쓰일 때는 무화과잼

① 무화과 5개를 껍질째 물에 씻은 다음 물에 익힌다. 한소끔 끓었다면 물기를 뺀다.

② 무화과를 냄비에 담고 레몬즙, 설탕 90g을 넣고 뚜껑을 덮은 다음 약불로 약 30분간 끓인다.

③ 충분히 식힌 다음 통째로 냉장고에 넣어 보관한다.

point 레드와인 130mℓ를 끓인 레드와인잼도 추천한다.

그 외의 증상에 이용하기

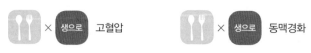

'자궁'을 의미하는 단어에서 유래한 캐모마일 워터

캐모마일 중에서도 저먼 캐모마일은 약 4,000년 전 바빌로니아에서 약초로 사용했다는 기록이 남아 있다. 일본에는 17~19세기(에도시대)에 네덜란드와 포르투갈에서 전해지면서 폭넓게 사용했다. 학명은 '마트리카리아 레쿠티타'로 '마트리카리아'의 어원이 라틴어 '자궁'에서 유래한 것을 보면 허브의 효능을 짐작할 수 있다. 생리통, 생리전증후군 (PMS) 등 자궁에 관련된 증상을 완화한다. 또한 항알레르기, 항염증 효과가 있어 피부 트러블을 개선하는 데에도 효과적이다.

 ×

1. 팩하기 – 생리 전 피부 트러블을 확실하게 케어
① 플로럴 워터를 화장솜에 충분히 적신다.
② 증상이 느껴지는 부위에 솜을 얹는다.
③ 손으로 지긋이 눌러 플로럴 워터가 스며들도록 로션팩을 한다.

(point) 캐모마일 워터를 스프레이 용기에 담아 방 안에 뿌리면 방 안을 한층 편안한 공간으로 만들 수 있다.

 × 모발 관리   × 아토피

냉증

추운 겨울은 물론이고 여름에도 냉방으로 인해 여성의 몸은 차갑게 식는다. 여성에게 천적인 냉증에 대해 확실한 대책을 세워보자.

체온을 높이는 천사 안젤리카

안젤리카Angelica는 줄기 끝자락에 우산과 같은 청초한 꽃잎을 피우는 식물로 일본에서는 서양당귀, 유럽당귀라고 한다. 한방에서는 당귀라는 이름으로도 알려진 차이니즈 안젤리카와 비슷한 종이다. 안젤리카의 어원이 '엔젤(천사)'이라는 것에서 알 수 있듯이, 오래 전부터 병든 사람을 돕는 허브로 이용되어 왔다.

허브티나 팅크처로 섭취하면 감기나 기관지염 등의 각종 증상을 완화하고 위액이나 담즙 분비를 촉진한다. 식욕부진, 소화불량, 속쓰림, 구토 등의 위장 질환에 효과적이며 체온을 높이는 효능이 있어 냉증 개선에 탁월하다.

또한 혈액이나 림프의 흐름을 좋게 하고 혈관의 막힘을 방지하는 등 골반 내의 혈액순환을 촉진시켜 생리전증후군, 생리로 인한 하복부 통증을 완화한다. 갱년기장애로 인한 기력 저하, 체력저하 개선에도 이용한다.

1. 마시기 ① – 냉증을 개선하는 차

① 찻주전자와 컵에 뜨거운 물을 넣어 따뜻하게 데운다. 따뜻하게 데워지면 물을 버린다.

② 찻주전자에 티스푼으로 한 스푼 분량의 허브를 넣고 뜨거운 물을 부은 다음, 뚜껑을 덮고 약 3분간 성분을 추출한다.

③ 찻주전자를 흔들어 차의 농도를 고르게 한 다음, 찻잔에 마지막 한 방울까지 따른다. 하루에 3잔 정도 시간 간격을 두고 마신다.

(point) 페퍼민트와 블렌딩하는 방법도 추천한다.

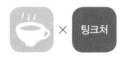

2. 마시기 ② – 알코올과 상호작용하여 몸을 따뜻하게

밀폐 유리용기에 허브와 증류주를 넣고 2~4주 정도 추출한다. 팅크처는 찬물이나 따뜻한 물, 허브티에 적정량 넣어 마신다.

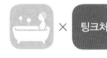

3. 목욕하기 – 몸 속 깊은 곳까지 따뜻하게

밀폐 유리용기에 허브와 증류주를 넣고 2~4주 정도 추출한다. 따뜻한 물을 받은 욕조에 팅크처를 50ml 정도 넣고, 잘 섞은 후 천천히 욕조에 들어간다.

° 자외선에 의한 피부 트러블이 생길 수 있기 때문에 피부에 사용한 직후에는 직사광선을 피한다.

 × 변비

 × 생리전증후군

 × 정서 불안정

 × 갱년기장애

혈액순환을 촉진하는 **카시스**

카시스Cassis는 프랑스어이며 일본에서는 '검은 건포도'라고 불리는 베리
의 일종이다. 디저트나 과실주 등으로 만들어 먹으며 카시스라는 이름을
일반적으로 사용한다. 카시스는 다른 베리류에 비해 안토시아닌 색소가
풍부하게 함유되어 있다. 손발의 혈액순환을 촉진하는 효과가 있어 냉증
개선을 기대할 수 있다.

추천하는 활용법

 ×

1. 마시기 – 수족냉증 개선

① 밀폐 유리용기에 허브를 용기의 1/4 정도 넣는다. 보드카나
   소주 등의 증류주를 용기의 80% 정도까지 붓고 잘 섞는다.

② 반드시 뚜껑을 닫은 후 서늘하고 그늘진 장소에서 2~4주 정
   도 보관한다. 이후 허브를 키친타월, 거즈, 차 거름망 등에 거
   른다.

③ ②의 팅크처를 티스푼으로 한 스푼 정도 찬물, 따뜻한 물, 허
   브티에 섞어 마신다.

혈류를 좋게 해 체온을 높이는 **베티버**

베티버Vetiver는 인도네시아나 타히티 등 열대지역에서 주로 자라는 볏과의 식물이다. 뿌리에서 추출한 에센셜 오일은 '침묵의 에센셜 오일'이라고도 부른다. 깊은 향은 스트레스와 긴장을 낮추는 데 효과적이다. 분노나흥분으로 잠들지 못할 때 사용하면 좋다. 또한 혈액의 흐름을 좋게 해서냉증 개선에도 탁월하다.

추천하는 활용법

 ×

1. 목욕하기 – 몸을 따뜻하게 하는 아로마 목욕

① 따뜻한 물을 받은 욕조에 에센셜 오일을 3~5방울 떨어뜨린다(욕조의 크기에 따라 조절한다).

② 에센셜 오일이 물 전체에 퍼지도록 잘 섞어준 다음 욕조에 들어간다.

③ 천천히 심호흡하며 향을 즐긴다.

그 외의 증상에 이용하기

 × 불면증

나이가 들면 장 활동이나 근육 활동이 약해진다. 몸에 노폐물이 쌓이기 쉽고, 간이나 혈관 질환이 생기기 쉽다. 항산화 효과가 있고 장 활동을 도와주는 허브로 몸과 마음의 노화를 늦춰보자.

디톡스 | 간 기능 개선 | 모발 관리 | 갱년기장애 | 건망증
혈관 질환 | 관절염

chapter 6

안티에이징

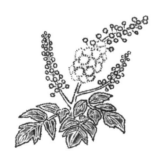

디톡스

체내에 노폐물이 쌓이면 부종, 냉증 등의 증상이 나타난다. 디톡스 효과가 있는 허브로 체내 환경을 조절해보자.

부드럽게 배출을 도와주는 **결명차**

결명차는 콩과에 속하는 한해살이식물로 씨앗을 활용한다. '눈을 밝게 하는 씨앗'이라는 의미에서 '결명자決明子'라고도 부른다. 눈의 피로나 충혈, 꽃가루 알레르기로 인한 심한 눈물 등 눈 질환에 주로 사용한다. 원래는 석결명을 볶아서 사용했지만 수확이 잘 되지 않는 탓에 현재 시장에서는 동일한 효능을 가진 결명차가 유통되고 있다.

　결명차에는 체내의 독소와 노폐물 배출을 돕는 성분이 들어 있다. 주요 성분인 안트라퀴논 유도체가 이뇨·정장 작용을 하여 체내 환경을 조절한다. 변비나 부종을 개선해 다이어트 효과도 기대할 수 있다. 또한 갱년기장애를 완화하고, 생활습관병을 예방하며, 신진대사를 높여서 냉증을 완화하는 데에도 탁월하다. 카페인이 없어서 아이들도 안심하고 마실 수 있다.

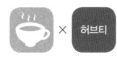

1. 마시기 – 체내 노폐물 배출

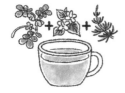

① 찻주전자와 컵에 뜨거운 물을 넣어 따뜻하게 데운다. 따뜻하게 데워지면 물을 버린다.

② 찻주전자에 티스푼으로 한 스푼 분량의 허브를 넣고 뜨거운 물을 부은 다음, 뚜껑을 덮고 약 3분간 성분을 추출한다.

③ 찻주전자를 흔들어 차의 농도를 고르게 한 다음, 찻잔에 마지막 한 방울까지 따른다. 하루에 3잔 정도 시간 간격을 두고 마신다.

(point) 어성초나 속새풀과의 블렌딩도 추천한다.

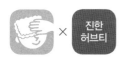

2. 찜질하기 – 결명차 찜질로 배를 따뜻하게

허브를 뜨거운 물로 추출해, 추출액에 수건을 적셨다가 적당히 짠 후 찜질한다.

3. 먹기 – 결명차 죽으로 다이어트

쌀과 결명차를 1:10 비율로 냄비에 넣고 불을 붙인 다음, 쌀이 으깨질 때까지 끓인다. 쌀의 식감은 각자의 기호에 맞게 한다.

그 외의 증상에 이용하기

 눈의 피로    변비

 갱년기장애   냉증

씨벅톤Sea Buckthorn은 유라시아 대륙을 원산지로 하는 보리수나뭇과의 식물로 '산자나무'라고도 부른다. 일교차가 심한 사막지대를 비롯해 극단적인 환경에서도 잘 자라는 씨벅톤에는 다양한 유효 성분이 들어 있다. 비타민류, 무기질류, 아미노산 등 무려 200여 종류에 달한다.

최근에는 영양가가 높은 '슈퍼 푸드'로 주목을 받으며 씨벅톤 주스가 인기를 끌고 있다. 장내 환경을 조절하는 식이섬유와 항산화 성분이 풍부해 변비나 부종 해소에 효과적이다.

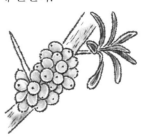

추천하는 활용법

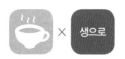

1. 마시기 – 시판하는 씨벅톤 주스를 따뜻한 물에

① 40~50도 정도의 미지근한 물을 준비한다.
② 좋아하는 농도에 맞춰 ①에 씨벅톤 주스를 섞는다.
③ 꿀로 단맛을 더하면 신맛이 약해진다.

point 유산균 음료나 요거트 등에
넣어 먹는 방법도 추천한다.

그 외의 증상에 이용하기

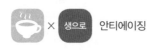 안티에이징   감기

독소 배출에 탁월한 **참깨**

고소한 향이 일품인 참기름은 참깻과의 한해살이 식물인 참깨 씨앗을 압
착한 기름이다. 오랜 역사와 함께 '장수 오일'이라고 불린다. 체내에 쌓인
독소가 신체에 나타나는 증상의 원인이라고 여기는 인도의 전통의학인
아유르베다에서는 매우 중요하게 생각하는 오일로, 독소 배출을 비롯해
건강을 유지하기 위해 참기름으로 전신 마사지를 한다.

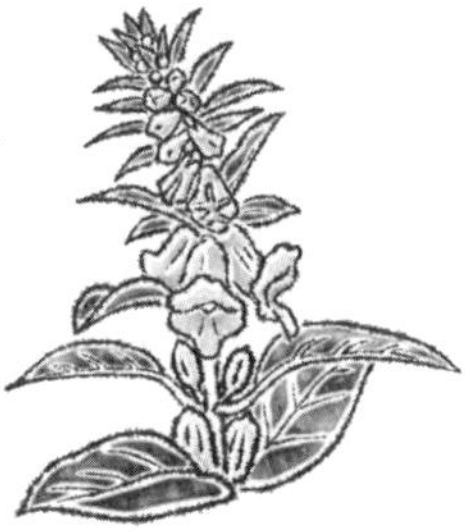

　참기름에는 각종 비타민, 무기질, 철분, 칼슘 등 수많은
성분이 들어 있다. 그중에도 지방질의 산화를 방지하는
리그난 성분이 안티에이징, 냉증, 부종, 변비를 해소하
는 디톡스 효과에 탁월하다.

추천하는 활용법

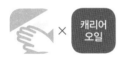

1. 바르기 – 참기름으로 바디 케어

① 물기를 제거한 손바닥에 참기름 1작은술을 덜어 손바닥을 비
　 빈다.

② 증상이 나타난 부위를 마사지한다.

° 피부에 바르는 경우에는 식용이 아닌 아로마숍 등의 전문점에서 판매하는
　세서미 오일을 사용한다.

(point) 림프의 흐름에 따라 마사지
하면, 노폐물이 빠져나가기
쉬워져 붓기가 빠진다.

그 외의 증상에 이용하기

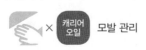 모발 관리

줄기뿐 아니라 씨앗까지 약초로 활약하는 **셀러리**

셀러리Celery는 미나리과 식물로 고대 로마 시대부터 사람들의 생활에 다양한 도움을 주었다. 지금처럼 식용으로 먹게 된 것은 이탈리아인이 쓴맛이 적은 품종을 개량한 17세기 이후부터다. 현재 주로 먹는 부분은 셀러리의 줄기부분으로 디톡스 효과가 매우 뛰어나다. 예전에는 씨앗을 약용으로 사용했다. 주로 진정, 이뇨, 강장에 효과적인 약초로 사용했다. 씨앗에는 항산화 물질인 아피게닌이 풍부하게 함유되어 있어 요산 배출을 촉진한다.

추천하는 활용법

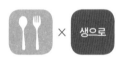

1. 먹기 – 셀러리를 맛있게 먹는 요령

- 식이섬유가 잘리도록 비스듬하게 잘라야 생으로도 먹기 쉽다.
- 샐러드의 쓴맛이 부담스럽다면 불로 조리해서 먹는다.
- 꼭꼭 씹어 먹어야 더욱 많은 성분이 체내에 흡수된다.

(point) 잎에 카로티노이드가 풍부해서 셀러리 전체를 사용하면 보다 많은 영양소를 섭취할 수 있다.

그 외의 증상에 이용하기

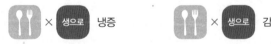

오키나와의 3대 약초 중 하나인 **쿠미스쿠친**

쿠미스쿠친은 꿀풀과 식물이다. 말레이시아 어로 '고양이 수염'을 의미하는데 암꽃술이 위쪽을 향해 길게 늘어진 고양이 수염과 닮아 있다. 칼륨과 폴리페놀의 일종인 로즈메리산 등의 성분이 이뇨 작용을 하여 신장의 증상을 개선하고 부종을 해소하는 데에도 효과적이다.

추천하는 활용법

 ×

1. 마시기 ① – 허브티로 디톡스
따뜻하게 데운 찻잔에 티스푼으로 한 스푼 분량의 허브를 넣고 뜨거운 물을 부은 다음, 뚜껑을 덮고 약 3분간 기다린다. 하루에 3잔 정도, 시간 간격을 두고 마신다.

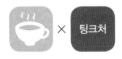

2. 마시기 ② – 팅크처로 만들어두면 편리
밀폐 유리용기에 허브와 증류주를 넣고 2~4주 정도 추출한다. 팅크처는 찬물이나 따뜻한 물, 허브티에 적당량 넣어 마신다.

신선초는 하늘이 내려준 유용한 식물로 알려져 있어 약초로 많이 이용한다. 신선초에 다량 함유되어 있는 칼륨은 노폐물을 소변으로 배출하고 부종을 해소하며 다이어트에도 효과적이다. 항산화 효과가 뛰어난 것으로 알려져 있으며 안티에이징에도 탁월하다. 채소로 먹는 방법 외에 말린 잎을 차로 우려 마시는 방법도 있다.

추천하는 활용법

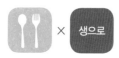

1. 먹기 – 나물이나 튀김으로
① 냄비에 따뜻한 물을 가득 넣고 신선초를 데친다.
② 가다랑어포와 간장을 뿌려 나물로 무쳐 먹는다.
③ 쓴맛을 좋아하지 않는 사람은 튀김으로 만들어서 먹는 방법도 추천한다.

그 외의 증상에 이용하기

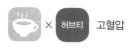 고혈압

간 기능 개선

만성 간염, 알코올성 간염 등 간 기능의 문제로 발생하는 질환에 효과적인 허브가 있다. 매일같이 술을 먹는 사람, 스트레스가 많은 사람에게 추천한다.

간 기능을 도와주는 밀크시슬

밀크시슬Milk Thistle은 엉겅퀴와 비슷한 식물로 모유가 잘 나오도록 해준다고 해서 이름 붙여졌다. '마리아 엉겅퀴'라고도 한다. 고대 그리스 시대부터 간장이나 담낭의 질병을 예방하고 치료하는 데 사용해왔다. 씨앗에 들어 있는 실리마린이라는 성분이 알코올이나 독소로부터 간을 지키고, 재생하는 역할을 한다.

간 기능이 떨어지면 만성피로와 만성 두통, 피부 트러블, 자율신경 이상 등 다양한 증상이 나타난다. 간 기능이 걱정될 때는 밀크시슬로 간을 도와주자.

밀크시슬은 허브티로 마시는 방법을 추천한다. 스피어민트나 레몬버베나와 블렌딩하면 더욱 맛있게 즐길 수 있다. 씨앗 부분을 사용해서 허브티를 만들 때는 사발에 으깬 다음 차를 내린다. 옅은 유백색으로 어슴푸레하게 쓰고 은은한 단맛이 뒤섞인 허브티를 즐겨보자.

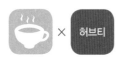

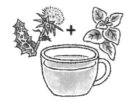

1. 마시기 ① - 간을 지켜주는 차

① 찻주전자와 컵에 뜨거운 물을 넣어 따뜻하게 데운다. 따뜻하게 데워지면 물을 버린다.

② 찻주전자에 티스푼으로 한 스푼 분량의 허브를 넣고 뜨거운 물을 부은 다음, 뚜껑을 덮고 약 5분간 성분을 추출한다.

③ 찻주전자를 흔들어 차의 농도를 고르게 한 다음, 찻잔에 마지막 한 방울까지 따른다. 하루에 3잔 정도 시간 간격을 두고 마신다.

(point) 스피어민트나 레몬버베나와 블렌딩하는 방법도 추천한다.

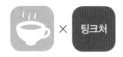

2. 마시기 ② - 알코올 제로의 팅크처로

① 시중에 판매되는 알코올 제로 팅크처°를 준비한다.

° 허브에 알코올을 침투시켜 유효 성분을 추출한 다음, 알코올 성분을 제거하고 식물성 글리세린을 첨가한 팅크처

② 티스푼으로 한 스푼 분량의 팅크처를 넣고 찬물, 뜨거운 물, 허브티 등에 넣고 잘 섞은 다음 마신다. 하루에 3잔 정도, 시간 간격을 두고 마신다.

 숙취 해소   안티에이징

 류머티즘

간과 담낭의 기능을 도와주는 **울금**

'심황' 또는 '강황'이라는 별명을 가진 울금에는 쿠르쿠민이라는 노란 색소 성분이 들어 있다. 이 성분이 간과 담낭의 기능을 도와주는 역할을 한다. 인도에서는 전통 허브로 빈혈, 복통, 찰과상 치료, 벌레 제거 등 다양하게 활용한다.

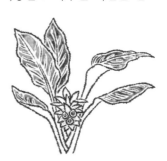

뿌리줄기를 말려서 허브티로 마시거나 카레가루로 만들어 요리에 사용하는 방법을 추천한다. 술을 마시기 전에 섭취하면 숙취에 도움이 된다고 알려져 있다.

추천하는 활용법

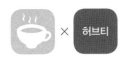

(point) 식후에 마시면 소화를 촉진한다. 술을 마시기 전에 섭취하면 이튿날 숙취를 예방할 수 있다.

1. 마시기 – 간에 좋은 허브티

① 찻주전자와 컵에 뜨거운 물을 넣어 따뜻하게 데운다. 따뜻하게 데워지면 물을 버린다.

② 찻주전자에 티스푼으로 한 스푼 분량의 허브를 넣고 뜨거운 물을 부은 다음, 뚜껑을 덮고 약 5분간 성분을 추출한다.

③ 찻주전자를 흔들어 차의 농도를 고르게 한 다음, 찻잔에 마지막 한 방울까지 따른다. 하루에 3잔 정도 시간 간격을 두고 마신다.

그 외의 증상에 이용하기

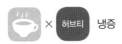 냉증   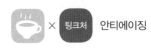 안티에이징

간 기능을 도와주는 아스파라거스

독특한 모양과 파릇한 색깔이 식감을 자극하고 아삭하게 씹히는 맛이 특징인 아스파라거스Asparagus에는 간경화, 동맥경화, 고혈압을 예방하고 개선하는 성분들이 다량 함유되어 있다. 아스파라긴산 등의 아미노산은 간을 보호하고 피로를 해소하는 데 효과가 있고, 루틴은 모세혈관을 보호하여 생활습관병의 하나인 고혈압을 개선하는 데 효과적이다.

추천하는 활용법

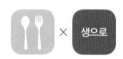

1. 먹기 – 비타민C와 함께 먹자

① 단단한 아스파라거스는 필러를 사용해 껍질을 벗긴다. 두꺼운 부분을 잘라내고 4cm 정도로 자른다.

② 프라이팬에 아스파라거스와 참기름을 넣고 불을 켠다. 노릇노릇해질 때까지 굽는다.

③ 레몬처럼 비타민C가 함유된 드레싱을 뿌리면 효과가 더욱 좋다.

쓴맛 성분이 간 기능을 높이는 여주

여주는 오이나 참외처럼 박과에 속하는 덩굴성 한해살이식물로 울퉁불퉁한 모양과 쓴맛이 특징이다. 쓴맛에는 소화를 촉진시키는 모모르데신 성분이 들어 있다. 모모르데신에는 간 기능을 높이고, 피로를 해소하는 효과가 있다. 또한 칼슘과 풍부한 비타민류, 장내 환경을 조절하는 식이섬유 등 각종 영양소가 풍부하게 들어 있다.

추천하는 활용법

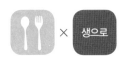

1. 먹기 – 과일과 함께 스무디로 즐기기

잘게 썬 여주와 좋아하는 과일, 물을 믹서에 넣고 간다.

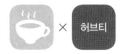

2. 마시기 – 건조시켜 여주차로

가늘게 썰어 말린 여주를 갈색이 될 때까지 볶는다. 뜨거운 물에서 5분 정도 추출해서 마신다.

그 외의 증상에 이용하기

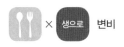 변비

모발 관리

나이가 들어갈수록 머리카락으로 고민하는 여성이 의외로 많다. 모발 관리로 두피에 활력을 불어넣고, 건강하고 아름다운 머리카락으로 되돌려보자.

머릿결을 아름답게 가꿔주는 **미역**

미역국, 미역무침, 미역줄기볶음 등 식탁에서 자주 볼 수 있는 해조류가 미역이다. 자연 상태에서는 1m 이상의 긴 식물로 미역에는 칼슘, 칼륨, 마그네슘, 요오드 등의 무기질 성분과 비타민A, 비타민C, 엽산 등의 비타민류가 함유되어 있다. 이러한 성분들이 상호작용하여 모발 관리, 피부 관리, 변비 개선, 골다공증 예방 등 다양한 효과를 낸다.

미역국에 들어 있는 미역은 주로 잎 부분을 사용하며, 줄기 부분은 염장해서 미역줄기로 만들어서 먹는다. 끈적끈적한 미역귀는 미역 뿌리의 두꺼운 주름 부분이다. 미역이 끈적거리는 이유는 후코이단과 알긴산 성분 때문인데 이 성분이 모모세포毛母細胞(모발을 만들어 내는 세포)를 활성화해 탈모를 예방한다고 알려져 있다.

아름다운 머릿결을 유지하기 위해 무기질이 풍부하게 함유되어 있는 미역이나 미역귀를 평소에 충분히 섭취하도록 하자.

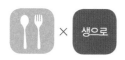

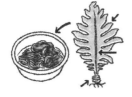

1. 먹기 ① – 미역과 미역귀로 아름다운 머릿결을

① 생미역을 통째로 준비한다. 흐르는 물에 주름 부분을 깨끗하게 씻고, 줄기와 미역귀 부분을 각각 먹기 편한 크기로 자른다.

② 냄비에 물을 끓여 미역과 미역귀를 각각 데친 다음 찬물에 식힌 후 물기를 제거한다.

③ ②에 식초 2큰술, 간장 1큰술, 설탕 조금, 참기름을 조금 넣고 무친다.

(point) 잘라 낸 줄기도 식초, 설탕, 참기름을 뿌려서 먹으면 훌륭한 요리가 된다.

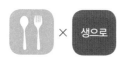

2. 먹기 ② – 바로 사용할 수 있는 편리한 후리카케

미역을 데친 후 물기를 제거한 다음 먹기 좋게 자른다. 참기름을 두른 프라이팬에 미역과 뱅어포, 간장, 맛술을 더해 볶는다.

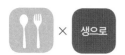

3. 먹기 ③ – 바삭바삭한 식감이 즐거운 미역귀 튀김

미리 데쳐 둔 미역귀를 튀김 반죽에 묻혀 식용유에 튀긴다. 소금과 후추로 간을 한다.

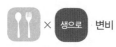 변비   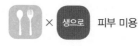 피부 미용

두피 가려움증과 습진에 좋은 **파출리**

꿀풀과의 식물인 파출리Patchouli에는 염증을 가라앉히고 가려움증이나 습진을 완화하는 작용이 있다. 흙과 나무가 섞인 듯한 향은 깊이감이 있으면서도 풍부하다. 인도에서는 말린 파출리를 옷 속에 넣어 방충제로 사용했으며, 말레이시아에서는 벌레에 쏘였을 때 해독제로 이용했다. 그 외에도 감기, 두통, 복통에 사용했다는 기록이 남아 있다.

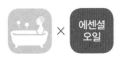

　에센셜 오일의 주요 성분인 파출리 알코올이 다른 성분과 잘 어우러져서 아로마 목욕이나 마사지로 두피 관리에 활용할 수 있다.

추천하는 활용법

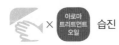

1. **목욕하기** – 전신욕으로 피부의 활성화를 촉진

① 따뜻한 물을 받은 욕조에 에센셜 오일을 한 방울 떨어뜨린다
(욕조의 크기에 따라 조절한다).

② 에센셜 오일이 물 전체에 퍼지도록 잘 섞어준 다음 욕조에 들어간다.

③ 천천히 심호흡하며 향을 즐긴다.

(point) 방향성이 강한 에센셜 오일이기 때문에 소량만 사용한다. 라벤더, 티트리와의 블렌딩도 추천한다.

그 외의 증상에 이용하기

 습진　　　스트레스

탈모 예방에 좋은 **팔마로사**

팔마로사Palmarosa는 인도를 원산지로 하는 볏과 식물이다. 수증기증류법
으로 추출한 에센셜 오일은 장미와 비슷한 달콤한 향이 난다. 또한 두피
세포를 활성화하여 비듬과 두피의 가려움을 개선하고, 탈모를 예방하거
나 피부 탄력을 회복시키는 데에도 효과적이다. 또한 진정 작용으로 기분
을 밝게 고양시키고, 소화기계를 강하게 해준다.

추천하는 활용법

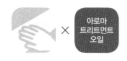

1. **바르기** – 두피 마사지
에센셜 오일과 캐리어 오일을 바디용은 1% 이하, 얼굴용은
0.5% 이하로 희석(에센셜 오일 한 방울은 0.05ml)하여 두피를 마사지
한다.

그 외의 증상에 이용하기

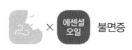 불면증

동백나무 오일은 오래 전부터 머릿결에 윤기를 내는 헤어 오일로 사용해 왔다. 동백나무 열매에서 추출한 동백나무 오일은 올레인산을 다량 함유하고 있어 쉽게 산화되지 않으며, 피부를 진정시킨다. 동백나무 오일을 이용한 두피 마사지는 모낭에 쌓인 노폐물을 제거하고 탈모나 비듬을 예방하며, 가려움증을 완화하는 데에도 효과적이다.

추천하는 활용법

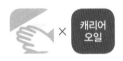

1. 바르기 – 찰랑찰랑 윤기 나는 머릿결을 위해

① 샴푸한 후 수건으로 가볍게 머리카락을 말린다.
② 동백나무 오일을 적정량 손바닥에 덜어 머리카락 전체에 골고루 바른다.
③ 동백나무 오일을 깨끗하게 씻어 낸 다음 꼼꼼하게 말린다.

그 외의 증상에 이용하기

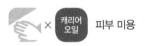 피부 미용

갱년기장애

갱년기에는 신체적, 생리적 변화로 인해 불안, 짜증 등의 증상이 나타난다. 심신을 안정시키는 에센셜 오일을 이용한 방향욕이나 목욕으로 증상을 완화해보자.

감귤 향으로 심신에 휴식을 주는 베르가모트

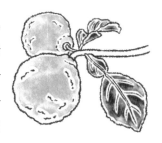

원인이 확실하지 않지만 피로감, 짜증, 불면, 다한증 등 불쾌한 증상이 수시로 나타나는 게 갱년기 증상이다. 여성호르몬이 급격하게 감소하는 폐경 즈음의 여성에게 많이 나타나는 증상이지만, 최근에는 남성 갱년기 장애도 보고되고 있다. 증상은 개인에 따라 다르지만, 베르가모트는 폭넓게 활용할 수 있기 때문에 몸과 마음의 다양한 증상에 효과적으로 쓸 수 있다.

아세트산리날릴 등 진정 작용이 뛰어난 성분을 다량 함유하고 있는 베르가모트의 우아한 향은 갱년기 스트레스 관리에 매우 효과적이다. 아로마 디퓨저 등의 방향 제품에 물과 소량의 에센셜 오일을 넣은 다음 열을 가해 공간을 향으로 채운다. 아로마 디퓨저가 없다면 세면대에 따뜻한 물을 받아 에센셜 오일을 몇 방울 떨어뜨려 수증기로 즐기는 방법도 있다.

베르가모트와 라벤더 에센셜 오일로 만든 방향수를 스프레이 용기에 담아서 가지고 다니면 외출 시에도 간편하게 기분 전환을 할 수 있다.

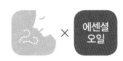

1. 향 즐기기 – 잠들기 전에 방향욕으로 스트레스 해소

① 세면대에 1/4 정도의 뜨거운 물을 붓고, 에센셜 오일을 1~2 방울 떨어뜨린다.

② 눈을 감은 채 세면대 위로 얼굴을 가까이 댄다. 머리에 수건 을 쓰면 더욱 효과적이다.

③ 천천히 코로 수증기를 들이마신다. 1~3분 정도 기분이 좋아 질 때까지 계속한다.

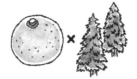

(point) 감귤계의 베르가모트는 노송나무나 사이프러스와 블렌딩해도 좋다.

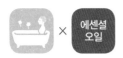

2. 목욕하기 – 마음을 차분하게 가라앉히고 싶을 때

따뜻한 물을 받은 세면대에 에센셜 오일을 2~3방울 떨어뜨려 잘 섞어준 다음 수욕이나 족욕을 한다. 심신을 진정시키므로 취 침 전에 실시하면 좋다.

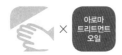

3. 바르기 – 마사지로 마음 치유하기

에센셜 오일과 캐리어 오일을 바디용은 1% 이하, 얼굴용은 0.5% 이하로 희석(에센셜 오일 한 방울은 0.05ml)하여 증상이 나타난 부위에 바른다.

˚ 자외선에 의한 피부 트러블이 생길 수 있기 때문에 피부에 사용한 직후에는 직사광선을 피한다.

그 외의 증상에 이용하기

 × 방광염   × 식욕부진

 × 위 통증

스파이크나드Spikenard는 고대 이집트에서는 향료로, 인도에서는 오랜 시간 전통 약초로 사용해온 허브다. 신경계나 순환기계에 작용하여 갱년기 특유의 두근거림, 어지럼증을 완화하고 예방하는 데 효과적이다. 또 긴장을 풀어주고, 곤두선 신경을 온화하게 해준다. 감정의 기복이 심할 때는 대지를 연상시키는 스파이크나드 향을 맡으며 휴식을 취해보자.

추천하는 활용법

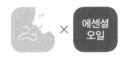

1. 향 즐기기 – 평온한 휴식을 위해

① 컵에 뜨거운 물을 넣고 에센셜 오일을 한 방울 떨어뜨린다.

② 수증기와 함께 코로 천천히 향을 들이마신다.

③ 1~3분 정도 기분이 좋아질 때까지 계속한다.

그 외의 증상에 이용하기

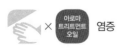

갱년기 특유의 감정 기복을 완화하는 **클라리 세이지**

클라리 세이지Clary Sage에는 강력한 진정 효과가 있어 기분이 가라앉아 있을 때 사용하면 도움이 된다. 성분의 대부분을 차지하는 아세트산리날릴의 함유량이 라벤더보다 높아 다른 허브와 블렌딩하지 않고 단독으로도 개성 강한 향을 풍긴다. 어원인 클라루스는 '밝은, 투명한'을 의미하며 이름 그대로 불안, 슬픔 등 갱년기장애 특유의 증상을 완화한다. 산후 우울증에도 효과적이다.

추천하는 활용법

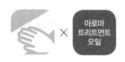

1. 바르기 – 목, 어깨, 쇄골 부위
캐리어 오일에 에센셜 오일을 바디용은 1% 이하, 얼굴용은 0.5% 이하로 희석(에센셜 오일 한 방울은 0.05ml)하여 증상이 나타나는 부위에 바른다.

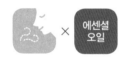

2. 향 즐기기 – 블렌딩 추천
아로마 디퓨저를 사용해 향을 발산시키거나 아로마 스톤을 책상이나 책장에 두는 등 다양한 방법으로 즐길 수 있다.

장미에는 여성 호르몬의 균형을 조절하는 성분이 들어 있다. 장미를 수증기증류법으로 추출할 때 생성되는 부산물이 로즈 워터다. 클레오파트라를 비롯한 역사상 많은 미녀들의 사랑을 받아온 달콤한 향은 갱년기의 불안정한 몸과 마음의 증상을 치유한다. 보습, 피지 조절, 피부톤 개선 등 피부를 활성화하는 기능이 있어 수제 화장품의 기본 재료로도 폭넓게 이용된다.

추천하는 활용법

 ×

1. 팩하기 – 장미의 향으로 더 여성스럽게

① 플로럴 워터를 화장솜에 충분히 적신다.

② 원하는 얼굴 부위에 화장솜을 얹는다.

③ 손으로 지그시 눌러 피부에 플로럴 워터가 스며들도록 팩을 한다.

그 외의 증상에 이용하기

 × 눈의 피로

네롤리는 비터오렌지라는 오렌지나무의 꽃이다. 네롤리 워터는 네롤리를 수증기증류법으로 추출할 때 생성되는 부산물로 17~18세기 유럽에서 '우아한 향'으로 인기를 끌었다. 지혈과 피부의 신진대사를 촉진하는 효과가 뛰어나 피부의 노화 방지에 도움이 된다. 스트레스를 받기 쉬운 갱년기에는 피부가 거칠어지기 쉽다. 네롤리의 유효 성분에 피부를 부드럽게 하고, 탄력을 강화하며, 진정·보습하는 효과가 있으니 피부 관리에 잘 활용해보자.

추천하는 활용법

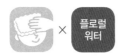

1. 팩하기 – 팩으로 피부를 윤기 있게
① 플로럴 워터를 화장솜에 충분히 적신다.
② 원하는 얼굴 부위에 화장솜을 얹는다.
③ 손으로 지그시 눌러 피부에 플로럴 워터가 스며들도록 팩을 한다.

그 외의 증상에 이용하기

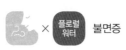 불면증

'여성의 뿌리'라고도 불리는 블랙코호시

아메리카의 원주민들이 약초로 사용해온 블랙코호시Black cohosh는 특히 생리 중에 나타나는 증상에 좋다고 해서 '여성의 뿌리'라는 별명이 있다. 여성호르몬과 비슷한 기능을 하는 식물성 에스트로겐이 갱년기장애 증상을 완화하는 데 매우 효과적이다.

유럽과 미국에서는 갱년기의 안면홍조, 두근거림, 자율신경 조절, 우울증 개선 등에 폭넓게 활용하고 있다. 기미나 주름 예방 등 피부 관리나 가슴을 키우는 목적으로도 활용한다.

추천하는 활용법

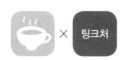

(point) 팅크처는 유리병에 옮겨 담아 서늘하고 그늘진 장소에 보관한다.

1. 마시기 – 갱년기장애 증상으로 괴로울 때

① 밀폐 유리용기에 허브를 용기의 1/4 정도 넣는다. 보드카나 소주 등의 증류주를 용기의 80% 정도까지 붓고 잘 섞는다.

② 반드시 뚜껑을 닫은 후 서늘하고 그늘진 장소에서 2주간 보관한다. 이후 허브를 키친타월, 거즈, 차 거름망 등에 거른다.

③ 티스푼으로 한 스푼 분량의 팅크처를 찬물, 따뜻한 물, 허브티 등에 넣고 잘 섞어 마신다. 하루에 3잔 정도 시간 간격을 두고 마신다.

그 외의 증상에 이용하기

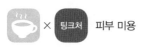 피부 미용

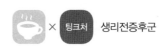 생리전증후군

지중해 연안이 원산지인 체스트 베리Chasteberry는 '여성을 위한 허브'로 오래 전부터 산부인과 환자들에게 사용해왔다. 여성 호르몬의 밸런스를 조절하여 생리통, 생리전증후군, 생리불순과 함께 갱년기장애 증상을 완화하는 데에도 사용한다.

　호르몬 밸런스의 급격한 변화로 나타나는 짜증, 우울증 등의 정신적 증상과 두통, 불면, 냉증, 부종, 다한증 등의 증상을 개선하는 데에도 효과적이다.

추천하는 활용법

 ×

1. 마시기 – 여성 호르몬을 안정시키는 허브티

① 찻주전자와 컵에 뜨거운 물을 넣어 따뜻하게 데운다. 따뜻하게 데워지면 물을 버린다.

② 찻주전자에 티스푼으로 한 스푼 분량의 허브를 넣고 뜨거운 물을 부은 다음, 뚜껑을 덮고 약 3분간 성분을 추출한다.

③ 찻주전자를 흔들어 차의 농도를 고르게 한 다음, 찻잔에 마지막 한 방울까지 따른다. 하루에 3잔 정도 시간 간격을 두고 마신다.

(point) 독특한 맛이 부담스러울 경우에는 레몬을 첨가하면 훨씬 마시기 쉽다.

그 외의 증상에 이용하기

 × 생리통　　　　 × 생리전증후군

건망증

뇌의 혈액순환이 나빠지면 기억력이 감퇴한다. 뇌의 혈류를 좋게 만들어주는 허브로 건망증을 예방하고 개선할 수 있도록 노력해보자.

뇌로 산소와 혈류를 보내주는 은행나무

해를 거듭할수록 건망증이 점점 심해진다는 기분이 드는데 노화 때문에 어쩔 수 없다고 생각하는 사람이 많다. 하지만 건망증 증상을 예방하고 개선하는 데 효과적인 식물이 있다. 바로 은행나무가 대표적이다.

은행나무 잎에 함유된 플라보노이드는 강력한 항산화 작용을 하기 때문에 활성산소로부터 뇌세포를 지키며 모세혈관을 튼튼하게 만든다. 또한 테르페노이드라는 성분은 혈액순환을 촉진시킨다. 이러한 성분들이 복합적으로 기능하면서 뇌로 산소나 혈류를 활발하게 흘려보내 기억력과 집중력을 향상시킨다. 유럽에서는 은행나무 잎을 의약품으로 사용하며 치매 치료에도 사용한다.

섭취하는 방법은 허브티를 추천한다. 말린 잎에 뜨거운 물을 붓거나 주전자나 냄비를 사용해 성분을 우려낸다. 쓴맛이 느껴질 경우에는 민트와 블렌딩하거나 꿀을 타서 먹으면 마시기 쉽다.

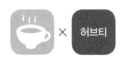

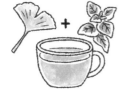

1. 마시기 ① – 매일 마시며 뇌를 건강하게

① 찻주전자와 컵에 뜨거운 물을 넣어 따뜻하게 데운다. 따뜻하게 데워지면 물을 버린다.

② 찻주전자에 티스푼으로 한 스푼 분량의 허브를 넣고 뜨거운 물을 부은 다음, 뚜껑을 덮고 약 3분간 성분을 추출한다.

③ 찻주전자를 흔들어 차의 농도를 고르게 한 다음, 찻잔에 마지막 한 방울까지 따른다. 하루에 3잔 정도 시간 간격을 두고 마신다.

(point) 쓴맛이 나기 때문에 페퍼민트와 같은 상쾌한 풍미를 가진 허브와 블렌딩하면 좋다.

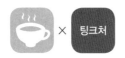

2. 마시기 ② – 성분을 단단하게 응축하는 팅크처

① 밀폐 유리용기에 허브를 용기의 1/4 정도 넣는다. 보드카나 소주 등의 증류주를 용기의 80% 정도까지 붓고 잘 섞는다.

② 반드시 뚜껑을 닫은 후 서늘하고 그늘진 장소에서 2~4주 정도 보관한다. 이후 허브를 키친타월, 거즈, 차 거름망 등에 거른다.

③ 티스푼으로 한 스푼 분량의 팅크처를 찬물, 따뜻한 물, 허브티 등에 넣고 잘 섞어 마신다. 하루에 3잔 정도 시간 간격을 두고 마신다.

(point) 팅크처는 유리병에 옮겨 담아 서늘하고 그늘진 장소에 보관한다.

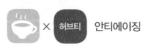 안티에이징

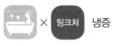 냉증

만병통치약으로 널리 알려진 세이지

세이지Sage의 어원은 라틴어의 샐비어salvia에서 유래했으며 '구하다, 치료하다'를 의미한다. 이름 그대로 세이지는 많은 작용을 가진 식물로서 오래 전부터 친숙하게 사용되어 왔다.

세이지에 함유된 로즈메리산, 카르노솔 등의 성분에는 항산화 기능이 있어 기억력 강화에 도움을 준다. 또한 폐경 전후의 여성에게 나타나는 발한이상증이나 분노 같은 갱년기 특유의 증상을 완화하는 것 이외에도 땀을 억제하는 효능이 있어 냄새 제거제의 원료로도 사용한다.

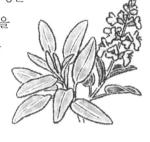

추천하는 활용법

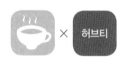

(point) 타임이나 로즈메리와 블렌딩하는 방법도 추천한다.

1. 마시기 – 기억력이 떨어진다고 느낄 때

① 찻주전자와 컵에 뜨거운 물을 넣어 따뜻하게 데운다. 따뜻하게 데워지면 물을 버린다.

② 찻주전자에 티스푼으로 한 스푼 분량의 허브를 넣고 뜨거운 물을 부은 다음, 뚜껑을 덮고 약 3분간 성분을 추출한다.

③ 찻주전자를 흔들어 차의 농도를 고르게 한 다음, 찻잔에 마지막 한 방울까지 따른다. 하루에 3잔 정도 시간 간격을 두고 마신다.

그 외의 증상에 이용하기

 알레르기

 고혈압

젊음을 되돌려주는 로즈메리

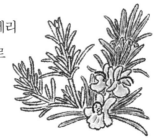

'젊음을 되돌려주는 허브'로 알려진 로즈메리 Rosemary에는 뛰어난 항산화 효과가 있다. 카르노신산, 로즈메리산 등의 성분이 뇌의 신경 전달을 활발하게 하여 기억 영역을 자극해 기억력과 집중력을 높이는 데 효과적이다.

특유의 신선한 향이 특징인 로즈메리의 활용 방법은 다양하다. 예를 들어 방향욕 등으로 후각을 자극하거나, 목욕이나 마사지로 향기를 피부에 입히는 방법이 있다. 허브티로 마시는 방법도 효과적이다.

추천하는 활용법

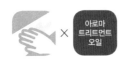

1. 바르기 – 손톱에서 두피까지 전신 마사지

① 캐리어 오일을 비커 등의 용기에 넣는다.

② ①에 에센셜 오일을 넣는다. 바디용은 1% 이하, 얼굴용은 0.5% 이하로 희석한다(에센셜 오일 한 방울은 0.05ml).

③ 원하는 신체 부위에 바르거나 마사지한다.

(point) 보관할 때는 갈색 유리병에 옮겨 담아 1~2개월 이내에 사용한다.

그 외의 증상에 이용하기

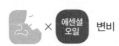 변비   관절염(▶ p.220)

열에 강한 비타민C를 함유한 **감나무**

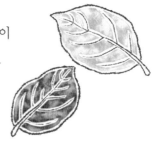

가을 과일 중에 하나인 감에는 다양한 성분이 함유되어 있다. 예를 들어 루틴과 칼륨은 모세혈관을 튼튼하게 만드는 효과가 있어 혈관을 보호하는 영양제로 전 세계에서 사용되고 있다.

또한 감나무 잎에는 타닌, 비타민C가 풍부하다. 특히 6~7월에 딴 잎에는 레몬의 약 20배에 이르는 비타민C가 함유되어 있다. 게다가 감나무 잎이 가진 비타민은 '프로비타민'이라고 불릴 정도로 열에 강하기 때문에 가열해서 사용해도 된다. 플라보노이드 등 폴리페놀류가 다량 함유되어 있으며 다양한 성분들의 상승효과로 항산화 효과가 뛰어나다.

감나무 잎은 허브티로 섭취하는 방법이 가장 좋다. 감나무 잎 특유의 감타닌에는 혈압을 안정시키고, 나쁜 콜레스테롤을 줄여주는 효과가 있다. 찜질이나 입욕제로 사용하면 체온을 높여주기 때문에 냉증을 다스리는 데에도 매우 효과적이다.

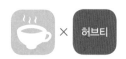

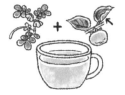

1. 마시기 – 감잎차로 비타민C를 듬뿍 섭취

① 찻주전자와 컵에 뜨거운 물을 넣어 따뜻하게 데운다. 따뜻하게 데워지면 물을 버린다.

② 찻주전자에 티스푼으로 한 스푼 분량의 허브를 넣고 뜨거운 물을 부은 다음, 뚜껑을 덮고 약 3분간 성분을 추출한다.

③ 찻주전자를 흔들어 차의 농도를 고르게 한 다음, 찻잔에 마지막 한 방울까지 따른다. 하루에 3잔 정도 시간 간격을 두고 마신다.

(point) 결명차와 블렌딩하는 방법도 추천한다.

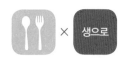

2. 먹기 – 다양한 방법으로 감잎 섭취하기

어린잎은 샐러드로 먹고, 데쳐서 나물로 먹기도 하며, 튀김으로도 먹는다. 볶아서 먹는 등 다양한 방법으로 맛볼 수 있다.

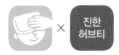

3. 찜질하기 – 체온을 올려주는 감잎으로 찜질

감잎을 뜨거운 물을 붓고 추출해, 추출액에 수건을 적셨다가 적당히 짠 후 찜질한다.

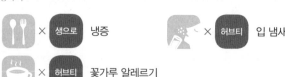

체온을 높여 혈관 질환을 예방하는 **유자**

일본에서는 감기를 예방하고 면역력을 높이기 위해 동짓날에 유자탕에 들어가는 풍습이 있다. 유자는 체온을 높이는 효과가 있는데, 유자 껍질에 들어 있는 리모넨 성분 때문이다. 진정, 완화, 휴식 효과로 혈관을 확장하고 혈액순환을 개선한다. 혈류가 좋아지면 동맥경화, 고혈압, 동맥류 등의 증상을 예방하는 데 도움이 된다.

유자탕은 열매 자체를 탕에 넣어도 좋지만, 유자의 껍질에서 추출한 에센셜 오일을 만들어두면 보다 쉽고 간편하게 사용할 수 있다.

추천하는 활용법

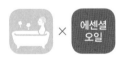

(point) 따뜻한 물을 받은 세면대에 에센셜 오일을 2~3방울 떨어뜨려 잘 섞어준 다음 수욕이나 족욕을 해도 좋다.

1. 목욕하기 – 혈액순환 개선

① 따뜻한 물을 받은 욕조에 에센셜 오일을 3~5방울 떨어뜨린다(욕조의 크기에 따라 조절한다).

② 에센셜 오일이 물 전체에 퍼지도록 잘 섞어준 다음 욕조에 들어간다.

③ 천천히 심호흡하며 향을 즐긴다. 티슈에 에센셜 오일 한 방울을 떨어뜨려 베개 옆에 두고 향을 즐기는 방법도 있다.

그 외의 증상에 이용하기

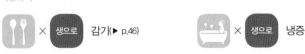

혈관의 노화를 방지하는 **박하**

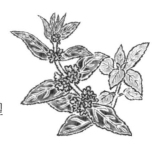

산뜻한 맛의 사탕으로 친숙한 박하는 일본에서는 일찍이 수출품으로 재배했다. 청량감 있는 상쾌한 향이 특징인 박하는 '일본박하, 콘민트'라고도 불렸다. 허브티로 즐길 때는 향도 함께 마시면 더욱 좋다.

에센셜 오일에 들어 있는 l-멘톨이라는 성분은 소화기 계통의 활동을 조절하여 식욕과 소화를 촉진한다. 또한 항산화 작용으로 혈관의 노화를 방지하고, 동맥경화를 예방하는 데 도움을 준다.

추천하는 활용법

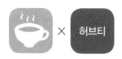

(point) 청량감이 강하게 느껴지면 우유를 넣어 밀크박하티로 만든다.

1. 마시기 – 매일 섭취하여 혈관을 건강하게

① 찻주전자와 컵에 뜨거운 물을 넣어 따뜻하게 데운다. 따뜻하게 데워지면 물을 버린다.

② 찻주전자에 티스푼으로 한 스푼 분량의 허브를 넣고 뜨거운 물을 부은 다음, 뚜껑을 덮고 약 3분간 성분을 추출한다.

③ 찻주전자를 흔들어 차의 농도를 고르게 한 다음, 찻잔에 마지막 한 방울까지 따른다. 하루에 3잔 정도 시간 간격을 두고 마신다.

그 외의 증상에 이용하기

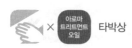 타박상

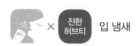 입 냄새

관절염

앉거나 무거운 물건을 들 때 느껴지는 무릎이나 팔꿈치의 통증, 관절이 붓거나 통증이 느껴질 때는 소염, 정혈에 좋은 허브로 증상을 개선해보자.

통증 완화와 예방에 효과적인 **전나무**

전나무는 소나뭇과의 식물이다. 실버 퍼(유럽 전나무, 화이트 전나무), 발삼 퍼(캐나다 전나무) 등의 종류가 있다. 모두 크리스마스 트리로 친숙한 나무로 나무의 키가 20~50m 정도로 큰 나무들이다.

공기가 깨끗한 장소에서 자라는 나무로도 알려져 있지만, 유럽에서는 오래 전부터 민간요법으로 향균, 진통, 이뇨, 관절통 완화에 사용해왔다. 피넨이나 리모넨 성분이 혈액순환을 촉진해 근육통, 관절통, 관절염, 혈액순환 불량으로 나타나는 통증을 완화하고 냉증을 개선하는 데 효과적이다.

후각을 자극해 자율신경의 흐트러짐을 완화하고, 기분을 밝게 만들어주는 효과도 기대할 수 있다. 더욱이 항균, 냄새 제거에 효과가 있으니 룸 스프레이로 만들어서 방에 뿌리는 방법을 추천한다. 평상시 감기를 예방하는 데에도 도움이 된다.

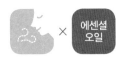

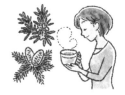

1. 향 즐기기 – 통증으로 괴로울 때 마음을 진정

① 컵이나 찻잔에 뜨거운 물을 붓고 에센셜 오일을 한 방울 떨어뜨린다.

② 수증기와 함께 향을 들이마신다.

③ 1~3분 정도 기분이 좋아질 때까지 계속한다.

(point) 로즈메리, 라벤더 등과 블렌딩하는 방법도 추천한다.

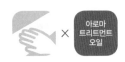

2. 바르기 – 아픈 관절을 부드럽게 마사지

캐리어 오일에 에센셜 오일을 바디용은 1% 이하, 얼굴용은 0.5% 이하로 희석(에센셜 오일 한 방울은 0.05ml이므로 식물유 5ml의 경우 에센셜 오일은 한 방울)하여 증상이 나타난 관절 부위에 바른다.

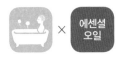

3. 목욕하기 – 혈액과 림프액 순환을 촉진

욕조에 에센셜 오일을 3~5방울 떨어뜨려 잘 섞어준 다음 욕조에 들어가 천천히 심호흡하며 향을 즐긴다.

그 외의 증상에 이용하기

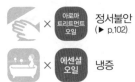

정서불안
(▶ p.102)

냉증

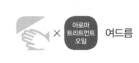

여드름

쐐기풀과의 여러해살이식물인 네틀은 예로부터 혈액을 맑게 해주는 허브로 잘 알려져 있다. 헤모글로빈과 닮은 구조의 클로로필, 철분, 비타민C, 무기질이 풍부하게 함유되어 있어 빈혈이나 꽃가루 알레르기 예방 등에 사용한다. 또한 진통, 항염증 작용이 뛰어나 관절통을 예방하고 완화하는 데에도 매우 효과적이며 불면증에도 도움이 된다.

추천하는 활용법

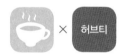

1. 마시기 – 체내의 **통증을 완화**

① 찻주전자와 컵에 뜨거운 물을 넣어 따뜻하게 데운다. 따뜻하게 데워지면 물을 버린다.

② 찻주전자에 티스푼으로 한 스푼 분량의 허브를 넣고 뜨거운 물을 부은 다음, 뚜껑을 덮고 약 3분간 성분을 추출한다.

③ 찻주전자를 흔들어 차의 농도를 고르게 한 다음, 찻잔에 마지막 한 방울까지 따른다. 하루에 3잔 정도 시간 간격을 두고 마신다.

헝가리 왕비가 애용한 **로즈메리**

로즈메리는 '젊음을 되돌려주는 허브'라고도 하며, 예전에 헝가리 왕비가 로즈메리를 사용한 '헝가리 워터'로 아름다움을 유지했다고도 전해 내려온다. 혈액순환을 좋게 하고, 세포의 노화를 방지하는 항산화 효과가 잘 알려져 있으며 관절의 통증을 완화시키는 데에도 사용한다. 또한 살균, 소독, 방충 효과도 있다. 특히 로즈메리 향은 두통을 가라앉히고 기억력과 집중력을 높이는 데 도움이 된다.

 ×

1. **찜질하기** – 관절의 통증을 완화
끓는 물에 허브를 넣어 추출한 허브 추출액을 수건에 적셨다가 적당히 짠 후 찜질한다.

 ×

2. **마시기** – 혈액순환을 개선
따뜻하게 데운 찻잔에 티스푼으로 한 스푼 분량의 허브를 넣고 뜨거운 물을 부은 다음, 뚜껑을 덮고 약 3분간 기다린다. 하루에 3잔 정도, 시간 간격을 두고 마신다.

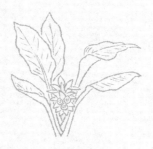

바쁜 일상에 쫓기다 보면 다이어트나 피부 관리를 소홀히 하게 된다. 허브를 활용해 몸의 안팎을 아름답게 관리해보자. 생활 속에서 미용에 꾸준히 관심을 갖다 보면 건강과 질병 예방으로 자연스럽게 연결된다.

다이어트 | 냄새 제거 | 피부 미용 | 부종

chapter 7

미용

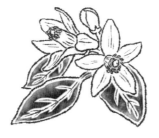

다이어트

체내에 불필요한 지방과 수분이 쌓이지 않게 하고, 당 흡수를 억제하며, 노폐물 배출을 원활하게 도와주는 허브 섭취로 건강하게 다이어트를 해보자.

당 흡수를 억제하는 멀베리

멀베리Mulberry는 누에의 먹이로도 잘 알려진 뽕나무 잎이다. 유럽에는 그리스 신화에 나오는 비련의 나무로 알려진 로맨틱한 식물이다. 동양에서는 생약生藥으로 사람들의 일상에 가까이 들어가 있다. 일본에서도 예전부터 당뇨병 치료에 사용했다.

멀베리는 당 흡수를 억제하는 효과가 있다. 한 연구에서는 과일에 멀베리 엑기스를 섞어 마셨을 때 사람들의 혈당치 상승이 억제되는 효과가 있다고 보고했다. 멀베리에 함유된 데옥시노지리마이신이라는 성분은 a-글루코시다아제의 움직임을 억제해 소장에서 당질의 흡수를 억제한다. 혈당의 상승을 억제하는 효과가 기대된다.

멀베리 허브티를 마시면 혈당, 콜레스테롤, 중성지방 수치의 상승이 억제되어 체내에 지방이 쌓이는 것을 방지한다. 식이섬유와 무기질이 풍부해 장내 환경을 개선하고, 변비에도 효과가 있다.

×

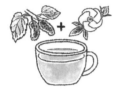

1. 마시기 ① – 식사 전 한 잔으로 혈당 조절

① 찻주전자와 컵에 뜨거운 물을 넣어 따뜻하게 데운다. 따뜻하게 데워지면 물을 버린다.

② 찻주전자에 티스푼으로 한 스푼 분량의 허브를 넣고 뜨거운 물을 부은 다음, 뚜껑을 덮고 약 3분간 성분을 추출한다.

③ 찻주전자를 흔들어 차의 농도를 고르게 한 다음, 찻잔에 마지막 한 방울까지 따른다. 하루에 3잔 정도 시간 간격을 두고 마신다.

(point) 히비스커스나 레몬필과 블렌딩하는 방법도 추천한다.

 ×

2. 마시기 ② – 팅크처로 만들어두면 편리

밀폐 유리용기에 허브와 증류주를 넣고 2~4주 정도 추출한다. 팅크처는 차가운 물이나 따뜻한 물, 허브티에 적정량 넣어 마신다.

3. 먹기 – 다이어트에 멀베리 소금을

말린 멀베리를 믹서로 갈아 천일염과 섞으면 멀베리 허브 소금이 완성된다.

 × 변비

자몽 에센셜 오일은 과일껍질에서 추출한다. 주요 성분인 리모넨은 혈액 순환을 촉진한다. 혈류나 림프액의 순환을 촉진하여 체내에 쌓인 불필요한 수분과 노폐물을 배출하므로 부종이나 셀룰라이트 해소에 매우 효과적이다.

또한 자몽의 신선한 향은 교감신경을 활성화하여 지방을 분해하고 칼로리 소모를 촉진한다는 보고도 있다. 더욱이 긍정적인 기분을 유도하기 때문에 다이어트 중에 감정을 조절하는 데에도 도움이 된다.

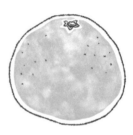

추천하는 활용법

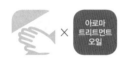

point 보관할 때는 갈색 유리병에 옮겨 담아 1~2개월 이내에 사용한다.

1. 바르기 – 혈류의 흐름을 부드럽게

① 캐리어 오일을 비커 등의 용기에 넣는다.

② ①에 에센셜 오일을 넣는다. 바디용은 1% 이하, 얼굴용은 0.5% 이하로 희석한다(에센셜 오일 한 방울은 0.05ml).

③ 신경이 쓰이는 부종이나 셀룰라이트 부위에 바르거나 마사지한다.

° 자외선에 의한 피부 트러블이 생길 수 있기 때문에 피부에 사용한 직후에는 직사광선을 피한다.

그 외의 증상에 이용하기

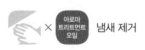 냄새 제거

사이프러스Cypress는 지중해 동부에 있는 키프로스Cyprus 섬에서 사이프러스 나무를 숭배했다는 데에서 유래한 이름이다. 예수가 책형을 당한 십자가와 노아의 방주에 사용된 나무로도 알려져 있다.

사이프러스는 체내에 쌓인 불필요한 수분과 노폐물을 배출하고 지혈 효과가 뛰어나 부종이나 셀룰라이트 예방, 다이어트에 탁월한 효과를 발휘한다. 또한 피지 분비를 조절하여 피부의 당김이나 여드름 등으로 거칠어진 피부를 개선하는 데에도 효과적이다.

추천하는 활용법

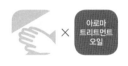

1. 바르기 – 부종 해소에 효과적

① 캐리어 오일을 비커 등의 용기에 넣는다.

② ①에 사이프러스 에센셜 오일을 넣는다. 바디용은 1% 이하, 얼굴용은 0.5% 이하로 희석한다(에센셜 오일 한 방울은 0.05ml).

③ 신경이 쓰이는 부종이나 셀룰라이트 부위에 바르거나 마사지한다.

(point) 보관할 때는 갈색 유리병에 옮겨 담아 1~2개월 이내에 사용한다.

그 외의 증상애 이용하기

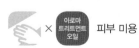 피부 미용

냄새 제거

식물의 다양한 향은 정서적 안정이나 활력을 가져다주기도 하지만 불쾌한 냄새를
제거하는 데에도 효과적이다. 아로마 바스나 아로마 스프레이 등을 이용해보자.

비타민C가 풍부한 레몬

레몬 하면 비타민C가 풍부해 피부 미용에 관련
된 효과만 있을 것이라고 생각하지만, 냄새 제
거에도 뛰어나다. 레몬의 에센셜 오일을 아로
마 스프레이로 만들어 냄새가 신경 쓰이는 부
분에 뿌리면 냄새를 제거하는 데 도움이 될 뿐

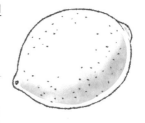

만 아니라 아로마 바스로도 사용할 수 있다. 아로마 펜던트로 휴대해서
다니면 여름처럼 땀이 많이 나는 시기에 활용하기에 좋다. 레몬은 다른
향과 블렌딩하기 쉬워 유칼립투스나 라벤더와 블렌딩하면 향균 효과까
지 추가할 수 있다.

레몬이 함유하고 있는 주요 향 성분인 리모넨과 시트랄이 머리를 맑게
해 집중력이 필요할 때, 의지를 끌어올리고 싶을 때 사용하면 좋다. 로즈
메리와 블렌딩하면 더 큰 효과를 기대할 수 있다.

그 외에도 레몬의 에센셜 오일은 세균이 증식하는 것을 방지해 악취를
제거하는 데 도움이 된다. 또한 방 안에 레몬 향을 피워두면 감기나 인플
루엔자를 예방하는 효과가 있다.

×

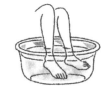

1. **목욕하기** – 레몬의 자연 향으로 냄새 제거

① 따뜻한 물을 받은 욕조에 레몬 에센셜 오일을 3~5방울 떨어
뜨린다(욕조의 크기에 따라 조절한다).

② 에센셜 오일이 물 전체에 퍼지도록 잘 섞어준 다음 욕조에 들
어간다.

③ 천천히 심호흡하며 향을 즐긴다.

(point) 발에 땀이 찰 때는 족욕을 하면 냄새 제거에 좋다.

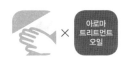

2. **바르기** – 아로마 트리트먼트 오일로 냄새 제거

에센셜 오일과 캐리어 오일을 바디용은 1% 이하, 얼굴용은
0.5% 이하로 희석(에센셜 오일 한 방울은 0.05ml)하여, 냄새 제거용
으로 사용한다.

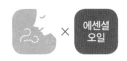

3. **향 즐기기** – 아로마 스프레이로 활용하기

에센셜 오일을 10방울, 무수에탄올 10ml, 탄산수 30ml를 섞어
스프레이 병에 담아 아로마 스프레이로 사용한다.

° 자외선에 의한 피부 트러블이 생길 수 있기 때문에 피부에 사용한 직후에는
직사광선을 피한다.

 피로(▶ p.90)　　　　 감기

소나뭇과 상록침엽수인 분비나무는 홋카이도를 대표하는 나무로 알려져 있다. 분비나무에서 추출한 에센셜 오일인 '홋카이도 모미'는 오리지널 일본산 에센셜 오일이다.

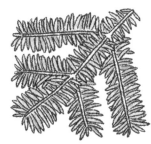

분비나무의 에센셜 오일에는 알파넨, 베타넨, 리모넨 등이 함유되어 있어 상쾌한 숲 향이 난다. 마치 삼림욕을 하는 듯하다. 호흡기와 관절염 등의 증상을 해소하고, 향균력이 뛰어나 실내나 차 안의 악취 제거제로도 활용한다.

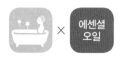

1. **목욕하기** – 아로마 목욕으로 삼림욕하기

① 따뜻한 물을 받은 욕조에 에센셜 오일을 3~5방울 떨어뜨린다(욕조의 크기에 따라 조절한다).

② 에센셜 오일이 물 전체에 퍼지도록 잘 섞어준 다음 욕조에 들어간다.

③ 천천히 심호흡하며 향을 즐긴다.

point 천일염(또는 암염) 50g과 에센셜 오일 4~5방울을 섞어 만든 바스 솔트 사용도 추천한다.

그 외의 증상에 이용하기

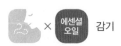 감기

레몬과 비슷한 향이 나는 **레몬그라스**

레몬그라스는 볏과 식물이지만 시트랄 성분이 함유되어 있어 레몬과 비슷한 향이 난다. 태국요리에서는 향신료 또는 고기나 생선의 비린내를 제거하는 데 사용하고, 비누의 향료나 향수의 원료로도 사용한다. 레몬그라스는 입맛을 돋우고 소화를 촉진하며 빈혈을 예방하는 데에도 효과적이다. 기분을 돋우는 향으로 룸 스프레이나 아로마 바스로 활용하는 것도 추천한다.

추천하는 활용법

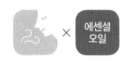

1. 향 즐기기 – 아로마 스프레이로 깔끔하게 냄새 제거
① 50ml의 유리병에 무수에탄올을 10ml 넣는다.
② ①에 에센셜 오일을 15~20방울 더한다.
③ 정제수를 40ml 더한 후 잘 흔들어서 스프레이 용기에 담아 룸 스프레이로 사용한다.

그 외의 증상에 이용하기

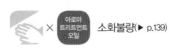

향기로운 탈취제로 활약하는 **라벤더**

귀여운 꽃과 상쾌한 향이 특징인 라벤더라는 이름은 '목욕하다'라는 의미의 라틴어에서 유래했다. 라벤더는 방향제나 소취제 등에도 많이 사용한다. 라벤더의 에센셜 오일에는 아세트산리날릴과 리날로올이 다량 함유되어 있어 몸과 마음을 편안하게 이완해줘 휴식에 효과적인 것으로 알려져 있지만, 세균이나 바이러스 증식을 방지하는 데에도 뛰어나 다양한 용도로 활용할 수 있다.

추천하는 활용법

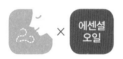

1. 향 즐기기 – 공기를 정화하는 스프레이

① 50ml의 유리병에 무수에탄올을 10ml 넣는다.

② ①에 에센셜 오일을 15~20방울 더한다.

③ 정제수를 40ml 더한 후 잘 흔들어서 스프레이 용기에 담아 룸 스프레이로 사용한다.

그 외의 증상에 이용하기

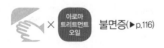

불면증(▶p.116)

피부 미용

아름다운 피부를 가꾸는 데에는 얼굴이나 피부에 바르는 화장품뿐만 아니라 몸속 관리도 중요하다.

색소 침착을 방지해 미백에 효과적인 히스

'히스Heath'는 진달랫과 관목으로 헤더나 에리카 등 다양한 명칭을 가진 허브로 핑크색의 귀여운 꽃이 핀다. 독일이 원산지라는 설도 있지만 아프리카나 유럽에 폭넓게 분포해 있다.

히스는 주름, 주근깨, 여드름 등 피부 트러블의 다양한 증상에 사용되기 때문에 모든 연령의 여성에게 사랑받는다. 아르부틴, 플라보노이드, 타닌 등의 성분이 상호작용하여 자외선 노출로 상한 피부에 활력을 불어넣어주고, 색소 침착을 방지하며 주름 예방에도 효과적이라고 알려져 있다. 미용뿐만 아니라 류머티즘, 통풍, 관절염 완화에도 효과적이다.

허브티로 마실 뿐만 아니라 허브티로 만든 팩을 피부에 바르면 몸속부터 피부를 아름답게 가꿀 수 있다. 허브티를 활용한 아로마 목욕도 추천한다. 이뇨 작용이 뛰어나 부종 해소나 다이어트에도 효과적이다.

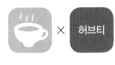

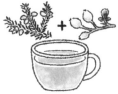

1. 마시기 ① – 다른 허브와 블렌딩하기

① 찻주전자와 컵에 뜨거운 물을 넣어 따뜻하게 데운다. 따뜻하게 데워지면 물을 버린다.

② 찻주전자에 티스푼으로 한 스푼 분량의 허브를 넣고 뜨거운 물을 부은 다음, 뚜껑을 덮고 약 3분간 성분을 추출한다.

③ 찻주전자를 흔들어 차의 농도를 고르게 한 다음, 찻잔에 마지막 한 방울까지 따른다. 하루에 3잔 정도 시간 간격을 두고 마신다.

> (point) 블렌딩할 때는 미백에 도움을 주는 비타민C가 풍부한 로즈힙을 추천한다. 홍차를 블렌딩하면 맛이 더 좋다.

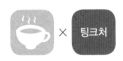

2. 마시기 ② – 피부 영양제를 간편하게 매일 마시기

밀폐 유리용기에 허브와 증류주를 넣고 2~4주 정도 추출한다. 팅크처는 찬물, 따뜻한 물, 허브티에 적정량 넣어 마신다.

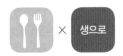

3. 먹기 – 히스 소금으로 피부 가꾸기

말린 히스를 절구에 갈아 히스 파우더를 만든 다음 소금과 섞으면 풍미 좋은 허브 소금이 완성된다. 샐러드나 튀김 요리에 잘 어울린다.

그 외의 증상에 이용하기

 × 이뇨   × 다이어트

피부를 매끄럽게 해주는 **아보카도**

식탁에서 자주 접하는 아보카도는 다양한 영양소가 함축된 균형 잡힌 식재료다. 전체의 20%가 지방으로 영양가가 매우 높아 '숲에서 나는 버터'라고도 부른다.

아보카도의 지방질 중 60% 이상은 생선이나 올리브유 등에도 많이 함유되어 있는 올레인산이다. 올레인산은 착한 콜레스테롤에는 영향을 주지 않고, 나쁜 콜레스테롤만 감소시키기 때문에 다이어트나 생활습관병 예방에 매우 효과적이다.

또한 비타민B군의 일종인 나이아신, 비타민E, 엽산, 철, 아연 등의 무기질, 피토스테롤 등의 성분을 함유하여 항산화 작용과 신진대사를 원활하게 하고, 피부를 매끈하게 해주기 때문에 '먹는 미용액'이라고도 부른다.

생으로 먹어도, 불에 익혀 먹어도 맛있는 아보카도는 다양한 식재료와의 궁합도 좋다. 샐러드를 비롯해 밥이나 빵과도 잘 어울려 덮밥이나 샌드위치에 아보카도를 넣은 레시피는 인기가 높다.

아보카도 알맹이를 짜서 만든 아보카도 오일은 화장품 재료로 사용할 정도이며, 주름 예방이나 건조해진 피부를 관리하는 데 효과적이다. 피부에 바를 때 사용감이 무겁게 느껴진다면 마카데미아너트 오일과 블렌딩하면 좋다.

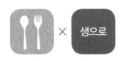

1. 먹기 – 다이어트에 추천하는 아보카도 소스

① 아보카도 껍질을 벗기고 씨앗을 제거한 다음 레몬즙을 거칠게 짠다.

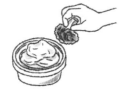

② 마요네즈, 간장 등 좋아하는 조미료를 더한다. 크림치즈나 두부도 가능하다.

③ 크래커에 올리거나 빵에 바른다. 양상추에 뿌려 먹어도 좋다.

> **point** 다이어트 중인 사람은 채소에 곁들여 먹는 방법을 추천한다. 또한 식전에 아보카도를 먹으면 공복감을 없애준다.

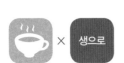

2. 마시기 – 부드러운 아보카도 주스

잘 익은 아보카도를 골라 씨를 제거하고, 적당한 크기로 자른다. 우유, 꿀, 레몬즙을 믹서에 넣고 갈면 완성이다.

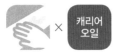

3. 바르기 – 마사지로 피부를 매끈하게

아보카도 오일을 피부에 바르면 주름 예방과 보습에 효과적이다. 오일을 손바닥에 덜어서 비벼 따뜻하게 한 뒤 피부에 대고 지그시 누른다. 마카데미아너트 오일이나 아몬드 오일과 블렌딩해도 좋다.

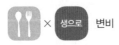 변비

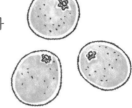

늦가을에 제철을 맞이하는 금귤은 곧이어 다가
오는 겨울의 건조한 공기로부터 피부를 지켜준
다. 껍질째 먹는 과일로 알려져 있듯이 껍질에
많은 유효 성분이 들어 있다.

　피부에 윤기를 더해 건조함을 방지하고, 혈액순환을 촉진하는 비타민C
와 베타카로틴, 헤스페리딘, 베타크립톡산틴 등을 풍부하게 함유하고 있
어 피부 미용과 미백에 효과가 탁월하다.

　생으로도 먹을 수 있지만 꿀에 절여 청을 만들어 두면 오래 보관하면
서 언제든지 편리하게 먹을 수 있다.

추천하는 활용법

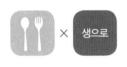

point 설탕 대신 무기질이 풍부한
흑설탕이나 꿀을 사용해도
맛있다.

1. **먹기** – 금귤청으로 윤기 나는 피부를

① 금귤 800g을 준비한 다음, 씨에 닿을 정도까지 칼집을 낸다.
끓는 물에 넣고 5분 정도 데친다. 칼집 사이로 보이는 씨앗을
제거한다.

② 다른 냄비에 물 100ml, 설탕 200g을 넣고 약한 불에 녹인 다
음 ①의 금귤을 넣고 섞는다.

③ 끓어오르면 400g의 설탕을 절반씩 넣어가며 바짝 졸인다. 끈
적끈적해지면 완성이다. 소독한 병에 담아 냉장 보관한다.

그 외의 증상에 이용하기

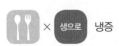 냉증

요리를 담은 그릇의 한쪽 면을 장식하는 데 주로 사용하는 파슬리는 미백과 윤기를 지켜주는 비타민C의 함유량이 채소 중에서도 높은 편에 속한다. 또한 피부의 신진대사를 촉진하여 피부세포의 균형을 잡아주는 비타민C와 무기질이 풍부하고, 자외선으로부터 피부를 지켜주는 카로티노이드가 다량 함유되어 있다. '피부를 위한 채소'라고 불릴 만하다.

특이한 향은 호불호가 갈리지만, 가늘게 썰어 요리를 장식하거나 드레싱이나 소스로 간편하게 섭취할 수도 있다.

추천하는 활용법

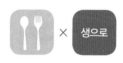

1. 먹기 – 비타민C와 무기질이 풍부한 피부 미용 드레싱

① 파슬리 10g을 줄기에서 떼어낸 다음 잘게 썬다.

② 잘게 썬 파슬리, 올리브유 130ml, 블랙페퍼, 레몬즙을 믹서에 넣고 간다.

③ 맛을 봐가며 소금을 넣고, 맛이 너무 진하면 올리브유를 추가한다.

point 파슬리의 진한 맛이 샐러드의 포인트가 된다. 토마토 샐러드, 생선류 샐러드에 곁들이면 좋다.

그 외의 증상에 이용하기

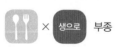 부종

피부를 건강하게 하는 **오렌지 플라워**

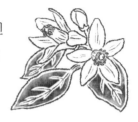

오렌지 플라워는 인도와 히말라야 지역이 원산지인
비터 오렌지 나무에 피는 꽃이다. 이 나무를 일본에
서는 감귤류의 '등자나무'라고 부른다. 오렌지 플
라워를 말려서 만든 차는 옅은 쓴맛과 상쾌한 향이
특징이며 항산화, 진정 작용으로 몸과 마음을 치유한다. 또한 자외선에
의한 피부 손상을 방지해 주름 예방에도 효과적이다. 참고로 비터 오렌지
플라워 에센셜 오일은 '네롤리'라고 하며, 악취 제거에도 효과적이다.

° 비터 오렌지 나무에서는 3종류의 에센셜 오일 – 껍질에서는 비터 오렌지 오일, 잎에서는 페티
   그레인 오일(60쪽 참조), 꽃에서는 네롤리 오일 – 이 생산된다.

추천하는 활용법

 ×

1. **목욕하기** – 피부를 건강하게 하는 입욕제

① 밀폐 유리용기에 허브를 용기의 1/4 정도 넣는다. 보드카나
   소주 등의 증류주를 용기의 80% 정도까지 붓고 잘 섞는다.

② 반드시 뚜껑을 닫은 후 서늘하고 그늘진 장소에서 2주간 보
   관한다. 이후 허브를 키친타월, 거즈, 차 거름망 등에 거른다.

③ 따뜻한 물을 받은 욕조에 팅크처를 50ml 정도 넣는다. 잘 섞
   은 후 천천히 욕조에 들어간다.

(point) 팅크처는 유리병에 옮겨 담
아 서늘하고 그늘진 장소에
보관한다.

그 외의 증상에 이용하기

 × 불면증

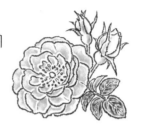

'로즈 오토Rose otto'라는 종류의 장미가 있는 것이
아니라 씨를 받기 위해서 뿌리는 종자에 가까
운 다마스크 로즈를 수증기증류법으로 추출한
에센셜 오일을 말한다.

꽃의 여왕, 향기의 여왕이라고 불리는 장미에는 시트로넬랄, 게라니올
을 비롯한 여러 가지 발향 성분이 함유되어 있어 오래 전부터 연구를 진
행해오고 있다. 불안감을 완화하고, 행복감을 가져다주는 향기는 여성의
호르몬 밸런스를 조절한다. 또한 다양한 피부 트러블에도 활용한다.

추천하는 활용법

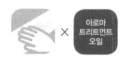

1. 바르기 – 장미의 향으로 마사지

① 캐리어 오일을 비커 등의 용기에 넣는다.

② ①에 로즈 오토 에센셜 오일을 넣는다. 바디용은 1% 이하, 얼
  굴용은 0.5% 이하로 희석한다(에센셜 오일 한 방울은 0.05ml).

③ 원하는 얼굴 부위에 바르거나 마사지한다.

point 보관할 때는 갈색 유리병에
옮겨 담아 1~2개월 이내에
사용한다.

그 외의 증상에 이용하기

 우울증　　　 스트레스

일랑일랑Ylang-Ylang은 필리핀 타갈로그어로 '꽃 중의 꽃'이라는 의미다. 진한 향이 마음을 편안하게 해주는 일랑일랑은 로맨틱한 사랑의 꽃으로도 유명하다. 에센셜 오일에는 스트레스 완화와 진정 작용을 하는 리날로올, 게라니올 등의 성분이 함유되어 있어 향을 맡기만 해도 불안과 짜증이 해소되고, 잃어버린 자신감을 회복하는 데에도 효과적이다.

　또한 피지 분비를 조절해 피부 관리에 이용하기도 한다. 호르몬 밸런스를 조절하는 효과가 있어 생리전증후군(PMS)이나 갱년기장애 증상에도 도움이 된다.

추천하는 활용법

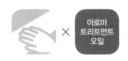

1. 바르기 – 이국적인 향으로 마사지

① 캐리어 오일을 비커 등의 용기에 넣는다.

② ①에 일랑일랑 에센셜 오일을 넣는다. 바디용은 1% 이하, 얼굴용은 0.5% 이하로 희석한다(에센셜 오일 한 방울은 0.05ml).

③ 원하는 부위에 바르거나 마사지한다.

(point) 보관할 때는 갈색 유리병에 옮겨 담아 1~2개월 이내에 사용한다.

그 외의 증상에 이용하기

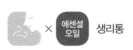 생리통

비타민C가 풍부한 **로즈힙**

들장미 열매인 로즈힙에는 '비타민C 폭탄'이라는 별명처럼 비타민C가 다량 함유되어 있어 강력한 항산화 작용을 한다. 베타카로틴, 리코펜, 비타민C는 물론이고 비타민C의 효능을 돕는 플라보노이드와 보습 효과를 높여주는 비타민E가 포함되어 있다. 로즈힙 오일은 피부에 빠르게 스며들어 수분을 보충하고, 막을 형성하며, 건조를 막아준다. 피부결을 부드럽게 하여 다양한 화장품의 원료로도 사용된다. 허브티는 부드러운 산미가 특징이다.

추천하는 활용법

 ×

1. 마시기 – 비타민C 폭탄을 마시자

① 찻주전자와 컵에 뜨거운 물을 넣어 따뜻하게 데운다. 따뜻하게 데워지면 물을 버린다.

② 찻주전자에 티스푼으로 한 스푼 분량의 허브를 넣고 뜨거운 물을 부은 다음, 뚜껑을 덮고 약 5분간 성분을 추출한다.

③ 찻주전자를 흔들어 차의 농도를 고르게 한 다음, 찻잔에 마지막 한 방울까지 따른다. 하루에 3잔 정도 시간 간격을 두고 마신다.

건조해진 피부를 지켜주는 블루 멜로

유럽에서 메이데이 풍습으로 블루 멜로Blue Mallow 꽃을 현관 앞에 뿌리기도 하고 화환을 만들어서 장식하기도 한다. 블루 멜로 꽃잎을 말려 차를 만들어 먹는데 푸른색의 차에 레몬을 넣으면 아름다운 핑크색으로 변하는 것으로 유명하다.

점막을 보호하는 점액질이 함유되어 있어 햇볕에 타 거칠어진 피부에 사용하면 염증을 억제하는 효과가 있다. 또한 허브티는 아름다운 피부를 만들 뿐만 아니라 기침과 목의 통증 등 호흡기 계통의 증상을 완화한다.

추천하는 활용법

 ×

1. 찜질하기 – 찜질로 염증을 완화

① 냄비에 물을 끓인 다음 불을 끄고, 티스푼으로 2~3스푼 분량의 허브를 넣는다.

② 냄비에 뚜껑을 덮고 약 10분간 성분을 추출한다. 완성된 추출액을 걸러 볼에 담은 후 수건을 적신다.

③ 흠뻑 적신 손수건이나 수건을 적당히 짠 후 증상이 나타난 부분에 갖다 댄다. 랩이나 마른 수건을 찜질 위에 덮으면 열이 오랫동안 지속된다.

피부의 탄력을 높여주는·사차인치 오일

사차인치Sacha Inchi 오일은 아마존강 유역에서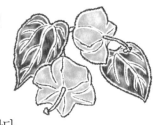
채취할 수 있는 사차인치너트를 짠 오일로
'그린너트 오일'이라는 이름으로도 알려져
있다. 조리용은 물론이고, 드레싱이나 소스
로 사용하는 등 다양한 형태로 요리에 사용한다.

사차인치 오일에는 중성지방과 콜레스테롤을 조절하는 오메가3 지방
산(알파리놀렌산)이 풍부해 열에 강하고, 유효 성분의 산화를 방지하는 비
타민E가 함유되어 있다.

오메가3 지방산은 대부분 열에 약하기 때문에 드레싱처럼 열을 가하지
않고 섭취하는 경우가 많지만, 사차인치 오일은 열에 강해 볶음요리에도
사용한다.

하루에 한 스푼 정도 섭취하면 장을 건강하게 관리해줄 정도로 정장
효과가 뛰어나다. 화장실을 가는 횟수의 리듬을 적절하게 조절하면 독소
배출이 원활해져 자연스럽게 피부가 좋아진다.

그 외에 오메가3 지방산은 체내에서 대사되는 EPA나 DHA로 바뀐다.
EPA나 DHA는 혈류를 원활하게 만들고 혈관을 건강하게 해주는 효능이
있다. 혈관 확장을 촉진해 혈류를 개선하고 동맥경화나 혈전 예방에도 뛰
어나다. 혈중 중성지방과 콜레스테롤 수치를 낮춰줌으로써 동맥경화 등
의 성인병을 예방하는 데에도 기대를 모은다. 또한 항산화 효과로 안티에
이징에도 탁월하다.

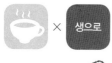

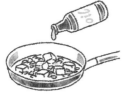

1. 마시기 ① - 수프에 넣어 장 청소

① 양파 반 개를 잘게 썰고, 감자 한 개를 깍둑썰기 한 다음 사차인치 오일로 볶는다.

② 옥수수콘, 물 200ml를 더해 푹 끓이다가 소금과 후추로 간을 한다.

③ 부드러워진 감자를 으깨서 섞은 다음 전분물을 넣어가며 걸쭉하게 만든다.

(point) 체질에 따라 복통을 느낄 수도 있기 때문에 오일 양을 조금씩 늘려가며 조절한다.

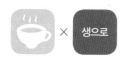

2. 마시기 ② - 생으로 먹어도 맛있다

가열하지 않고 생으로 먹어도 맛있다. 생으로 먹기 어렵다면 된장국이나 수프에 갈아 넣으면 쉽게 섭취할 수 있다.

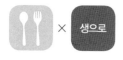

3. 먹기 - 샐러드드레싱으로

간 양파 1/8개, 사차인치 오일 1/2큰술, 포도식초 1큰술, 간장 1큰술, 블랙페퍼 1작은술을 섞어 드레싱으로 먹는다.

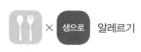 알레르기

부종

혈류가 막히거나 림프액의 정체 등으로 나타나는 증상이 부종이다. 평소에 노폐물이 쌓이지 않게 잘 배출해서 혈액순환이 잘 되게 관리해보자.

불필요한 수분을 배출해 부종을 해소하는 율무

율무는 중국과 인도네시아 등을 원산지로 하는 볏과 식물이다. 율무차로 많이 이용하지만 껍질을 까서 간식으로 먹거나 수프나 죽으로 먹고, 화장수로 만들거나 한방에서는 '율무쌀'을 생약으로 사용하는 등 율무는 다양한 형태로 우리 생활 속에 녹아 있다.

율무에 들어 있는 아미노산, 칼슘, 철분, 비타민B_1, B_2가 수분대사를 촉진해 노폐물 배출을 도우며 몸의 부종을 제거하는 데 효과적이다. 수분대사가 원활하면 비 오는 날에 느껴지는 두통이나 관절염, 무기력함이 개선된다. 또한 피부세포의 재생을 촉진하고, 색소 침착 억제로 미백 효과가 탁월하여 화장품의 원료로도 사용한다.

특히 율무에 들어 있는 세라마이드 성분은 이상세포 증식을 억제하는 작용으로 물사마귀나 항암 치료에 도움이 되는 것으로 알려져 있다.

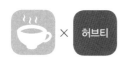

1. 마시기 – 율무차로 몸을 상쾌하게

① 찻주전자와 컵에 뜨거운 물을 넣어 따뜻하게 데운다. 따뜻하게 데워지면 물을 버린다.

② 찻주전자에 티스푼으로 한 스푼 분량의 허브를 넣고 뜨거운 물을 부은 다음, 뚜껑을 덮고 약 3분간 성분을 추출한다.

③ 찻주전자를 흔들어 차의 농도를 고르게 한 다음, 찻잔에 마지막 한 방울까지 따른다. 하루에 3잔 정도 시간 간격을 두고 마신다.

(point) 저면 캐모마일이나 어성초 등의 허브티와 블렌딩하는 방법을 추천한다.

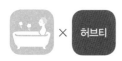

2. 목욕하기 – 율무 목욕으로 무기력증 해소

말린 율무를 끓는 물에 넣어 추출한 다음 따뜻한 물을 받은 욕조에 섞어 입욕제로 사용한다.

3. 먹기 – 율무 리조또

잘게 썬 채소를 올리브유에 볶고 불린 율무와 우유를 넣고 끓이다가 소금과 후추로 간을 한다.

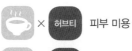 피부 미용　　 소화불량

 변비　　 디톡스

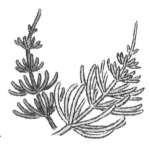

가는 잎이 다발로 묶여 있는 모습에서 '호스테일'이라고도 불리는 속새는 사철 푸른 잎의 여러해살이식물이다. 일본에서는 오래 전부터 자생했기 때문에 친숙한 식물이다. 속새는 생명력이 강하고 인도의 전통의학 아유르베다에서도 사용하는 등 그 효능은 이미 널리 알려져 있다.

수많은 효능 중 하나가 부종 해소다. 속새는 규소가 다량 함유되어 있는 허브로 유명하다. 규소는 결합조직을 강화해 피부나 머리카락, 혈관을 튼튼하게 해주고 칼슘이 뼈에 정착하는 것을 도와 뼈를 튼튼하게 한다. 그 외에 마그네슘 등의 무기질을 다량 함유하고 있어 이뇨 작용이 뛰어나 부종 해소에도 효과적이다. 수분대사를 촉진해 신장의 기능을 활성화하여 비뇨기 계통의 증상을 해소하는 데에도 자주 사용한다.

허브티로 마실 뿐만 아니라 허브파우더를 사용해 마사지를 하면 부종이나 셀룰라이트 제거에 효과적이다. 속새로 만든 허브티나 팅크처는 머리카락이나 손톱에 무기질을 공급한다. 눈물이나 콧물 등 꽃가루 알레르기 증상 완화용으로 속새차로 만든 사탕도 있다.

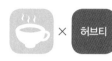
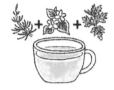

1. 마시기 ① – 수분대사를 촉진하는 속새차

① 찻주전자와 컵에 뜨거운 물을 넣어 따뜻하게 데운다. 따뜻하게 데워지면 물을 버린다.

② 찻주전자에 티스푼으로 한 스푼 분량의 허브를 넣고 뜨거운 물을 부은 다음, 뚜껑을 덮고 약 3분간 성분을 추출한다.

③ 찻주전자를 흔들어 차의 농도를 고르게 한 다음, 찻잔에 마지막 한 방울까지 따른다. 하루에 3잔 정도 시간 간격을 두고 마신다.

(point) 어성초나 쑥과의 블렌딩도 추천한다.

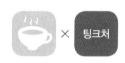

2. 마시기 ② – 자기 전에 마시면 부종 해소

밀폐 유리용기에 허브와 증류주를 넣고 2~4주 정도 추출한다. 팅크처는 찬물, 따뜻한 물, 허브티에 적정량 넣어 마신다.

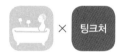

3. 목욕하기 – 붓기를 빼서 몸을 상쾌하게

밀폐 유리용기에 허브와 증류주를 넣고 2~4주 정도 추출한다. 따뜻한 물을 받은 욕조에 팅크처를 50ml 정도 넣고, 잘 섞은 후 천천히 욕조에 들어간다.

 × 감기   × 알레르기

 × 모발 관리

아이들도 안심하고 사용할 수 있는 **오렌지**

상큼하고 신선한 향이 특징인 오렌지 에센셜 오일
은 휴식과 재충전 효과가 뛰어나 남녀노소에게 폭
넓은 사랑을 받는다.

　주요 성분인 리모넨과 리날로올의 진정, 완화, 땀을
배출하는 작용으로 혈액순환을 촉진하고 노폐물을 배출하여 부종을 해
소한다. 셀룰라이트 제거에도 탁월한 효과를 발휘한다. 또한 항균, 항바이
러스 효과도 있어 룸 스프레이로 사용하면 감기 예방에 도움이 된다.

추천하는 활용법

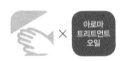

1. 바르기 – 마사지로 노폐물 배출하기

① 캐리어 오일을 비커 등의 용기에 넣는다.

② ①에 에센셜 오일을 넣는다. 바디용은 1% 이하, 얼굴용은
　0.5% 이하로 희석한다(에센셜 오일 한 방울은 0.05ml).

③ 증상이 나타난 부위에 바르거나 마사지한다.

° 자외선에 의한 피부 트러블이 생길 수 있기 때문에 피부에 사용한 직후에는
　직사광선을 피한다.

point 보관할 때는 갈색 유리병에
옮겨 담아 1~2개월 이내에
사용한다.

그 외의 증상에 이용하기

 × 냉증　　　 × 식욕부진

식물을 이용할 때 주의할 점

책에서 소개하는 식재료나 식물은 식용으로 판매하는 식품을 사용하기 바랍니다. 식물에 따라 작용이 강한 경우가 있으니 현재 약을 복용하고 있거나, 질병 치료중이거나, 과거에 큰 질병에 걸린 적이 있거나, 알레르기가 있거나, 임산부 · 어린이 · 고령자라면 반드시 의사나 약사와 상담 후에 사용하기 바랍니다.

옮긴이 **김은혜**

웹디자이너로서 평범한 직장생활을 하다 원서를 집요하게 파고드는 일본어 번역의 매력에 빠져 번역 세계에 들어오게 되었다. 글밥 아카데미 수료 후 바른번역 소속 번역가로 활동 중이다. 옮긴 책으로는《2020년 인공지능시대 우리들이 행복하게 일하는 방법》《1분 목소리 트레이닝》《신경 청소 혁명》《감정 청소》《무인양품으로 살다》《디지털 일러스트 배경 그리기 사전》등이 있다.

천연약

초판 1쇄 인쇄 2018년(단기 4351년) 1월 24일
초판 1쇄 발행 2018년(단기 4351년) 2월 1일

지은이 | 이케다 아키코, 학연플러스 편집부
옮긴이 | 김은혜
펴낸이 | 심정숙
펴낸곳 | ㈜ 한문화멀티미디어
등록 | 1990. 11. 28. 제21-209호
주소 | 서울시 강남구 봉은사로 317 논현빌딩 6층(06103)
전화 | 영업부 2016-3500 편집부 2016-3532
홈페이지 | http://www.hanmunhwa.com

편집 | 이미향 강정화 최연실 진정근
디자인 제작 | 이정희 목수정
경영 | 강윤정 권은주
홍보 | 박진양 조애리
영업 | 윤정호 조동희
물류 | 박경수

만든 사람들
책임 편집 | 최연실 디자인 | 풀밭의 여치srladu.blog.me
인쇄 | 천일문화사

ISBN 978-89-5699-328-7 03510